# 子どもと発育発達　Vol. 16 No. 3 2018

**特集　発育発達と多様性・格差**

- 子どもの学力の成層性
  〜家庭環境における経済的資源と文化的資源の機能の差異〜　　　　　髙木誠一…150
- 男女差をめぐる発育発達研究とジェンダー　　　　　　　　　　　　　高峰　修…156
- 日本における多様な子どもの健康と健康格差
  〜『子どものからだと心白書』を基に〜　　　野井真吾・山田直子・山本晃弘…161
- 格差を是正する保育環境・子育て環境
  〜「子ども中心の保育」と「共有型しつけ」を通してどの子も伸びる〜　内田伸子…172
- 日本と中国の多様性・格差を比較する
  〜国際比較の視点で日本の格差を考える〜　　　　　　城所哲宏・鈴木宏哉…179
- 子どもの運動・スポーツ実施に及ぼす家庭環境
  〜4-11歳のスポーツライフに関する調査2017より〜　　　　　　　武長理栄…187
- 子どもの体格や運動能力の発育発達におよぼす遺伝の影響
  　　　　　　　　　　宮本（三上）恵里・熊谷　仁・福　典之…193

**連載　遊びの世界 39**

- 大人も遊びを　　　　　　　　　　　　　　　　　　　　　　　　早川健太郎…198

**連載　身体組成研究備忘録 7**

- 加齢による肺の残気量の変化〜筆者の事例研究〜　　　　　　　　　北川　薫…200

**学会通信**

日本発育発達学会第17回大会のご案内（第3報）　　……202
「発育発達研究」投稿規定　　　　　　　　　　　　……205
日本発育発達学会入会申込書　　　　　　　　　　　……207
執筆者紹介　　　　　　　　　　　　　　　　　　　……208
投稿規定　　　　　　　　　　　　　　　　　　　　……210

JN209044

**次号予告　Vol. 16 No. 4（2019年1月発行）**

特集　教育現場・スポーツ場面における資料の活用

- 香川県小中学校における実施施策が新体力テストの結果に及ぼす影響の推定　上野耕平
- 多角的な実態調査を踏まえた子どもの体力向上施策立案（岐阜県多治見市）　春日晃章
- 子どもの育ちや学びの姿をみとり分析する資料の活用事例
  〜10の姿を中心に〜　　　　　　　　　　　　　　　　　　　　北野幸子
- 睡眠の"みえる化"を目指した「健康観察カード」　　　　野井真吾・鹿野晶子
- 中学・高校運動部活動における傷害予防教育の試み
  〜セルフチェックシートを用いたペアチェックシステムの開発・導入による効果〜
  　　　　　　　　　　　松尾浩希・笠次良爾・柳田博美・山下直美
- 体力測定結果のフィードバックと保護者喚起　　　　　勝谷晋也・中野貴博
- 保健室への来室状況データを活かした保健指導の実際　　霜多正子・鈴木和弘
- 幼稚園における夏季休業中の「チャレンチカード」の分析と活用
  　　　　　　　　　　　　　　　　　　　　　　　佐々木由美・國土将平
- 児童を対象とした視力低下予防プログラム「視力セルフチェック」の
  実践とその効果　　　　　　　　　　　　　　　　　　　　　　齋藤久美

# 子どもにおける発育発達の多様性・格差とその要因を探る

　グローバル化は社会に多様性をもたらした．現在告示されている新しい学習指導要領の検討の際には，これからの時代に求められる人間のあり方の1つとして，「多様な相手の考えを理解したり（中略）多様な人々と協働していくことができる人間であること.」をあげ，教育対象となる子どもが多様な社会で生きることを念頭に議論された．たとえば「日本における子どもの実態」といった場合には，日本国籍を有する子どもの実態なのか，あるいは日本で生活する子どもの実態なのか．そして性差といった場合も身体の性と心の性などがあるように，これまではほとんど意識する必要がなかったことが今では重要な視点となる．そのため多様な現代社会では，子どもの実態を集団の代表的な傾向だけで表現してしまうとその実態を見誤ることになる．また子どもを取り巻く社会環境も平成28年6月2日に閣議決定された「ニッポン一億総活躍プラン」，そして働き方改革関連法の施行によって大きく変わろうとしている．これらの変革は端的に子どもの家庭・地域社会環境の変化として現れる．すなわち，現代は多様な子どもが多様な環境に身を置きながら生活している時代であるといえる．

　平成29年度体力・運動能力調査[1]では，現在と20年前の運動・スポーツ実施状況を比較した結果を公表した．子育て世代である20歳代から40歳代までのそれをみると，週1日以上運動・スポーツを実施している男性は20年前と比べて増加した一方で，女性は減少した．要因については不明であるが，子どもの保護者の運動・スポーツ習慣は時代とともに変化しており，このことは子どもの発育発達に対しても影響を及ぼす可能性がある．また時代変化に関連して，発育の様相について，たとえば国の統計資料をもとに身長の発育速度曲線を描くと，小学校期の年間発育量は50年前と比べ1cm程度多く，最大発育速度年齢も1～2年程度早期化していることがわかる．

　遺伝情報が50年程度では大きく変化しないことを踏まえれば，環境の変化が影響していることが想像できる．これまでとは異なる時代の異なる環境で生きる子どもの発育発達を議論する場合に，80年以上も前の1930年に作られたスキャモンの発育曲線はそのまま適用できるのだろうか．30年前に宮下[2]が示した体力トレーニングの最適時期は最大発育速度年齢が早期化した現代の子どもに適用できるのだろうか．そして性差や遺伝的要因を考慮する必要はないのだろうか．このように子どもの発育発達に関する研究を行う際に，子どもを取り巻く環境の違い・環境の変化（変遷），性や遺伝の影響をどのように扱うのかは重要な視点である．

　この他にもスポーツ庁はスポーツ基本計画（第2期）のなかで，「子どもの体力が昭和60年頃の水準を上回る」ことを目標としており，体力の現状に対する問題意識をもっているが，日本の子どもの全身持久力や筋持久力が世界的にみると上位に位置していることもわかっている[3]．また地域や体力要素によって時代変化の傾向が異なることもわかっている[4]．すなわち，日本における問題を解決する

方策は国際的な視点で検討することが必要であることを物語っている.

　次に，子どもの発育発達の違いを説明するものとは何か．多様性も格差も「違い」を表現している用語であるが，子どもの発育発達が多様であることは個性，特徴ととらえることができる．しかし子どもの発育発達に格差があるのであれば，それは是正されるべき問題となる．すなわち，格差は発育発達の違いを生み出す要因に対してのみ用いられる．ただし多様性であろうと，格差であろうと違いを明らかにすることに違いはない.

　発育発達学研究は発育発達を促す方法を探ることがテーマの1つである．そしてその方法は一般化の方向に洗練させていくと同時に，個別化の視点も持ち合わせる必要がある．なぜならば，一般的な知見は最大公約数的に多くの子どもに対して適用できる方法を提案できるかもしれないが，多様な社会においては一人ひとりに対する効果は小さくならざるを得ない．一方個別化に偏りすぎるとその方法はいつまでたっても事例として扱われ汎用的に他の子どもに対して効果を最大化させることができない．したがって多様な現代社会で生きるすべての子どもに対して適用できる知見を示すことは困難であるが，発育発達の違いを規定する要因ごとにセグメンテーションされた集団に対して適用できる方法を解明することができれば，多くの子どもに対して最大化された効果をもたらすことができる．「発育発達の違いを規定する要因」は環境要因だけでなく遺伝要因からも検討する必要がある.

　本特集では子どもの発育発達の違いをキーワードとして，特に体力・運動能力，学力，健康などの発育発達に着目し，その違いを生み出している背景要因を多様性や格差の視点から迫り，執筆者の各々の専門分野の立場から子どもの発育発達を保障する社会の構築に向けた提案をする．多様性や格差に関する証拠を概観しながら，どのような子どもをどのように支えるべきかを議論するきっかけとなれば幸いである.

　なお本特集は日本発育発達学会第16回大会において企画したシンポジウム「子どもの多様性・格差を考える」のシンポジスト（高木誠一先生，高峰修先生，野井真吾先生）に加えて，保育環境，家庭環境，国際比較，遺伝要因の視点から発育発達との関連について根拠資料を有する先生方に，その証拠をもとに論じていただいた.

## 文　　献

1) スポーツ庁：平成29年度体力・運動調査結果の概要及び報告書について．(http://www.mext.go.jp/sports/b_menu/toukei/chousa04/tairyoku/kekka/k_detail/1409822.htm，参照日：2018年11月6日)
2) 宮下充正：子どものからだ．東京大学出版会，1980.
3) 鈴木宏哉：子どもの体力・運動能力，pp174-187．関根紀子編著，運動と健康．放送大学教育振興会，2018.
4) 鈴木宏哉：諸外国における子どもの体力・運動能力，pp112-115．笹川スポーツ財団，スポーツ白書2017．2017.

順天堂大学スポーツ健康科学部　鈴木　宏哉

**特　集** 発育発達と多様性・格差

# 子どもの学力の成層性
## ～家庭環境における経済的資源と文化的資源の機能の差異～

髙木　誠一

## 1．問題の所在

　子どもは可塑性に富んだ多種多様な能力を宿した存在である．多種多様な能力のうち，指標化され，測定され，評価された特定の能力の1つが，学業成績である．私たちが生物的存在かつ社会的存在として生きていくためには，衣食住を含めて，なんらかの資源を必要とする．ここでは，子どもにとっての家庭環境という資源がどのように機能して，特定の能力としての学業成績の形成に寄与するのか，そのメカニズムの一側面について検討する．

　学業成績は学歴達成や社会的地位達成に影響を及ぼすがゆえに，社会構造を生成するうえで基底的な変数である．家庭環境における経済的資源と文化的資源は，確率的かつ社会的に構造化されているため，子どもの学習機会に差異が生じていることが予想される．先行研究では，Cooperと Stewart[1]のシステマティックレビューにおいて，海外の21の研究のうち，16の研究が経済的資源は子どもの認知スキルと学業成績に対して有意な関連性を示すことが明らかにされている．日本においては山田[2]が，2013年度全国学力・学習状況調査（きめ細かい調査）というナショナルサンプルを用いて家庭環境における経済的資源（世帯収入）と文化的資源（父母学歴）がそれぞれ独自に小学6年生と中学3年生の子どもの学業成績（国語/算数・数学）に対して有意な関連性をもつことを示し，さらに浜野[3]が，2017年度全国学力・学

習状況調査における2013年度以来2度目の保護者調査データを用いて経済的資源（世帯収入）が小学6年生・中学3年生の子どもの学業成績（国語/算数・数学）に対して関連性をもつことおよび，文化的資源（父母学歴）が小学6年生・中学3年生の子どもの学業成績（国語/算数・数学）に対して関連性を持つことを示している．また中西[4]は，関東エリアと東北エリアの2つの地域における6年間3時点にわたるパネルデータを用いて，文化的資源（父母学歴）が，小学3年生・小学6年生・中学3年生のどの時点においても子どもの学業成績（算数・数学）に対して有意な関連性をもつことを示すと同時に，時間の経過とともに学力格差が拡大していることを示している．

　ただしこれらの先行研究は，従属変数の学業成績について「いつ」測定されたものであるのか，また学業成績として「何を」指標としたのか，という制約をもつ．たとえば，筆者[5]は就学前の幼児の「言語理解」能力および小学3年生から6年生の「国語」能力に対して，文化的資源（父母学歴）との有意な関連性はみられたが，経済的資源（世帯収入）との有意な関連性はみられなかったことを報告した．この社会的事実に対する解釈として，「言語理解」能力や「国語」という言語能力は，文化的資源（父母学歴）との親和性が高いことや，経済的資源（世帯収入）は遅行指標であるために，教育投資による学業成績への変換に時間を要し，経済的資源（世帯収入）との有意な関連性がみられなかったことが考えられる．

　さらに子どもの学習機会の差異は絶対的な差異ではなく，一定のゆらぎがあり，その結果，学業

---

筆者：国際武道大学

成績にも一定の流動性が生じていることも予想される．つまり一定の流動性は保持しつつ，構造化のパターンが維持されているとすれば，この構造化のパターンを生み出す機序とはどのような機序にあるのかが問うべき問題であるといえる．これは構造的制約と行為主体性との関連性の問題であり，経済的・文化的制約における行為者の受動的側面とハビトゥスにおける行為者の能動的側面との関連性の問題でもある．学業成績が単に命題的知識の出力の結果ではなく，「テスト問題を解く」という身体化された実践的知識の発現の結果であるとすれば，構造それ自体が備える制約性と可能性を同時に問わなければならないということができる．

　構造それ自体を問題として設定するということは，すなわち「学力現象」を個人に還元する「個人的事実」の水準に問題を設定するのではなく，「社会的事実」の水準に問題を設定することを意味する．「社会的事実」の水準に問題を設定することによってのみ可視化される「事実」があるからである．社会的事実は個人が特定のカテゴリーに集積し，編成されることによって生起する．「木を見て森を見ず」という言葉があるが，社会的事実の水準に問題を設定するということは，「木」を見るために，その社会的事実としての「森」を見るということである．「森」を見ることによって「木」を理解することの可能性が高められるのである．本稿では「木」とは子どもの学力であり，社会的事実としての「森」とは子どもの家庭環境における経済的資源と文化的資源を意味する．また社会的事実の水準に問題を設定するということは，教育の機会均等や子どもの学力保障といった私たちの社会が共有する理念（社会的理念）を，社会的事実の水準それ自体として扱うことによって，社会的政策への示唆を直接導くことが可能となるという意義をもっている．

## 2．分析課題

　髙木[5]においては，国語学力に対する家庭環境の2要因（経済的資源・文化的資源）の影響を検討し，その結果，国語学力に対しては，文化的資源の影響のみが統計的に有意であり，経済的資源

図1　分析枠組み

については統計的に有意ではなかったことを報告したが，この結果を導いた従属変数は国語学力であった．本稿においては，より多様な学力指標として筆者が実施している調査における算数学力も用いて，家庭環境における経済的資源と文化的資源の機能の差異の観点から，子どもの学力の成層性について検討していく．分析にあたっては，まず，①全体的な関連性と各独立変数の独自関連性を検討するため重回帰分析を行い，次に，②独立変数と従属変数間の分布の形状を検討するため分散分析を行う．分析枠組みを図1に示す．

## 3．データ

### 1）調査地

　調査地は，関東地方市区町村レベルの4教育委員会における小学校5校である．

### 2）研究対象者

　2016年度の小学校5校における小学3年生から6年生の児童とその保護者が研究対象である．本稿においては，2016年度において実施した小学3年生から6年生に対する学力検査（国語，算数），2016年度において実施した保護者に対する質問紙調査の結果を取り上げる．本調査の有効回答数，回収率は，児童が755名（回収率99.0％），その保護者が719名（回収率94.2％）であった．児童の男女別・学年別有効回答者数を表1に示す．なお，本調査は筆者の所属大学における研究倫理審査の承認を得て行われている．

### 3）指　標

#### （1）従属変数

　従属変数は標準学力検査NRTによって測定さ

表 1　児童の男女別・学年別調査対象者数（人）

| | 3年 | 4年 | 5年 | 6年 | 合計 |
|---|---|---|---|---|---|
| 男子 | 82 | 115 | 95 | 94 | 386 |
| 女子 | 100 | 102 | 81 | 86 | 369 |
| 合計 | 182 | 217 | 176 | 180 | 755 |

表 2　各変数の記述統計量

| | 平均値 | 標準偏差 | 度　数 |
|---|---|---|---|
| 国語偏差値 | 50.41 | 9.04 | 633 |
| 算数偏差値 | 50.86 | 10.61 | 633 |
| 世帯収入(万円) | 568.88 | 290.78 | 633 |
| 父母教育年数(平均値) | 12.88 | 1.53 | 633 |

表 3　国語偏差値の規定要因

| | 標準化係数 | 有意確率 |
|---|---|---|
| (定数) | | |
| 世帯収入(万円) | .075 | .069† |
| 父母教育年数(平均値) | .153 | .000*** |
| 調整済みR² | .033 | |
| F値 | 11.744 | |

\*\*\*：p<.001，†：p<.1

表 4　算数偏差値の規定要因

| | 標準化係数 | 有意確率 |
|---|---|---|
| (定数) | | |
| 世帯収入(万円) | .102 | .013* |
| 父母教育年数(平均値) | .127 | .002** |
| 調整済みR² | .031 | |
| F値 | 11.226 | |

\*\*：p<.01，\*：p<.05

れた学業成績（国語偏差値および算数偏差値）である.

（2）独立変数

独立変数は家庭の経済的資源として世帯収入，家庭の文化的資源として父母学歴（父母教育年数平均値）である.

各変数の記述統計量を表2に示す. 欠損値処理をリストごとに除外した場合の集計対象者数は633人であった.

## 4．分析結果

### 1）児童における「国語偏差値・算数偏差値」と「家庭の経済的文化的資源」との関連性Ⅰ（重回帰分析）

ここでは児童における「国語偏差値・算数偏差値」と「家庭の経済的文化的資源」との間の全体的な関連性と各独立変数の独自関連性を検討するため，重回帰分析によって結果を示していく.

（1）「国語偏差値」と「家庭の経済的文化的資源」の関連性Ⅰ（重回帰分析）

「家庭の経済的資源（世帯収入）」「家庭の文化的資源（父母教育年数）」を独立変数，「国語偏差値」を従属変数とした重回帰分析の結果，モデルは統計的に有意であり（Adj.R² = .033），標準化係数 $\beta$ は世帯収入（.075：ただし有意傾向），父母教育年数（.153）であった. なお本モデルは Durbin-

Watson の値が2に近いので，各独立変数における残差の独立性に問題はなく，許容度が. 10以下および VIF が2以上の値になっていないため，多重共線性が生じていないと判断できる（表3）. この結果は児童における国語偏差値に対して，家庭の文化的資源としての父母学歴は統計的に有意な関連性をもち，家庭の経済的資源としての世帯収入は統計的に有意傾向に留まり，関連性も相対的に低いことを示している. 小学校段階において，国語学力の学力差の影響要因として家庭の文化的資源が存在しているということができる.

（2）「算数偏差値」と「家庭の経済的文化的資源」の関連性Ⅰ（重回帰分析）

「家庭の経済的資源（世帯収入）」「家庭の文化的資源（父母教育年数）」を独立変数，「算数偏差値」を従属変数とした重回帰分析の結果，モデルは統計的に有意であり（Adj.R² = .031），標準化係数 $\beta$ は世帯収入（.102），父母教育年数（.127）であった. なお本モデルは Durbin-Watson の値が2に近いので，各独立変数における残差の独立性に問題はなく，許容度が. 10以下および VIF が2以上の値になっていないため，多重共線性が生じていないと判断できる（表4）. この結果は，児童における算数偏差値に対して，家庭の経済的資源としての世帯収入は統計的に有意な関連性をもち，同時に，家庭の文化的資源としての父母学歴も統計的に有意な関連性をもつことを示している. 小

表 5　経済的資源３区分の記述統計量（世帯収入（万円））

| 経済的資源(少中多) | 平均値 | 標準偏差 | 中央値 | 度　数 |
|---|---|---|---|---|
| 少　群 | 292.00 | 62.34 | 350.00 | 225 |
| 中　群 | 583.00 | 111.43 | 550.00 | 303 |
| 多　群 | 1,051.29 | 212.90 | 950.00 | 116 |
| 合　計 | 565.68 | 290.15 | 550.00 | 644 |

表 6　文化的資源３区分の記述統計量（父母教育年数（平均値））

| 文化的資源(少中多) | 平均値 | 標準偏差 | 中央値 | 度　数 |
|---|---|---|---|---|
| 少　群 | 10.26 | 0.80 | 10.50 | 62 |
| 中　群 | 12.35 | 0.40 | 12.00 | 427 |
| 多　群 | 14.88 | 1.01 | 14.50 | 218 |
| 合　計 | 12.95 | 1.57 | 12.50 | 707 |

表 7　経済的資源（少中多）と文化的資源（少中多）のクロス表

| | | | 文化的資源(少中多) | | | 合　計 |
|---|---|---|---|---|---|---|
| | | | 少　群 | 中　群 | 多　群 | |
| 経済的資源<br>(少中多) | 少　群 | 度　数 | 25 | 151 | 48 | 224 |
| | | 経済的資源(少中多)の% | 11.2 | 67.4 | 21.4 | 100.0 |
| | 中　群 | 度　数 | 30 | 187 | 85 | 302 |
| | | 経済的資源(少中多)の% | 9.9 | 61.9 | 28.1 | 100.0 |
| | 多　群 | 度　数 | 4 | 57 | 55 | 116 |
| | | 経済的資源(少中多)の% | 3.4 | 49.1 | 47.4 | 100.0 |
| 合　計 | | 度数 | 59 | 395 | 188 | 642 |
| | | 経済的資源(少中多)の% | 9.2 | 61.5 | 29.3 | 100.0 |

学校段階において，算数学力の学力差の影響要因として家庭の経済的資源および文化的資源が存在しているということができる．

## 2）児童における「国語偏差値・算数偏差値」と「家庭の経済的文化的資源」との関連性 II（分散分析）

ここでは児童における「国語偏差値・算数偏差値」と「家庭の経済的文化的資源」との間の分布の形状を検討するため，分散分析によって結果を示していく．そのため，独立変数である「家庭の経済的資源（世帯収入）」「家庭の文化的資源（父母教育年数）」を階層的クラスター分析（Ward 法）によって３区分した（経済的資源［少・中・多］，文化的資源［少・中・多］）．その際，用いた変数

はＺ得点化し，個体間の距離は平方ユークリッド距離で測定した．それぞれの記述統計量を**表 5，表 6**に示し，**表 7**にクロス表を示す．

（1）「国語偏差値」と「家庭の経済的文化的資源」
　　の関連性 II（分散分析）

国語偏差値に対して，経済的資源（少・中・多）と文化的資源（少・中・多）の２元配置分散分析の結果，経済的資源の主効果は，$F_{(2, 625)} = .812$，$P = .444$ で統計的に有意ではなかったが，文化的資源の主効果は，$F_{(2, 625)} = 7.970$，$P = .000$ で統計的に有意であった．また経済的資源と文化的資源の交互作用は，$F_{(4, 625)} = .299$，$P = .878$ で統計的に有意ではなかった．

国語偏差値に対して，文化的資源（少・中・多）の３水準を１元配置分散分析で比較した．結果

子どもと発育発達　Vol. 16　No. 3

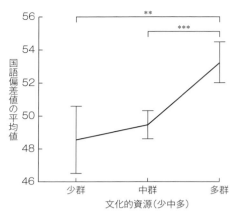

図 2 国語偏差値と文化的資源の関連性
エラーバー：±2SE，***：p<.001，**：p<.01

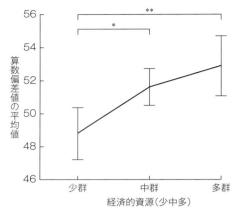

図 3 算数偏差値と経済的資源の関連性
エラーバー：±2SE，**：p<.01，*：p<.05

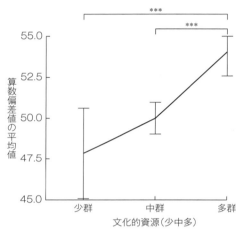

図 4 算数偏差値と文化的資源の関連性
エラーバー：±2SE，***：p<.001

は，$F(2,694)=14.828$，$P=.000$ となり，統計的に有意であった．Scheffe を用いて多重比較を行ったところ，多群と中群の間（$P=.000$）および多群と少群の間（$P=.001$）でともに多群の国語偏差値が有意に高かった．したがって，文化的資源は国語学力の卓越性に対して，中程度以下の保有に比べて多く保有している場合，統計的に有意な上昇効果があることが認められた（図2）．

(2)「算数偏差値」と「家庭の経済的文化的資源」の関連性Ⅱ（分散分析）

算数偏差値に対して，経済的資源（少・中・多）と文化的資源（少・中・多）の2元配置分散分析の結果，経済的資源の主効果は，$F(2,624)=$ 3.481，$P=.031$ で統計的に有意であり，かつ，文化的資源の主効果は，$F(2,624)=5.496$，$P=.004$ で統計的に有意であった．また，経済的資源と文化的資源の交互作用は，$F(4,624)=.342$，$P=.850$ で統計的に有意ではなかった．

算数偏差値に対して，まず経済的資源（少・中・多）の3水準を1元配置分散分析で比較した．結果は，$F(2,632)=7.285$，$P=.001$ となり，統計的に有意であった．Games-Howell を用いて多重比較を行ったところ，少群と中群の間（$P=.010$）および少群と多群の間（$P=.002$）でともに少群の算数偏差値が有意に低かった．したがって，経済的資源は算数学力の卓越性に対して，中程度以上の保有に比べて少なく保有している場合，統計的に有意な下降効果があることが認められた（図3）．

次に，算数偏差値に対して，文化的資源（少・中・多）の3水準を1元配置分散分析で比較した．結果は，$F(2,693)=14.077$，$P=.000$ となり，統計的に有意であった．Scheffe を用いて多重比較を行ったところ，多群と中群の間（$P=.000$）および多群と少群の間（$P=.000$）でともに多群の算数偏差値が有意に高かった．したがって，文化的資源は算数学力の卓越性に対して，中程度以下の保有に比べて多く保有している場合，統計的に有意な上昇効果があることが認められた．この文化的資源の算数偏差値に対する効果のパターンは，国語偏差値に対するパターンと同様であった（図4）．

表 8　学力に対する経済的資源と文化的資源の機能の差異

|  | 国語学力 | 算数学力 |
|---|---|---|
| 経済的資源（世帯収入） | 明確な統計的有意差はなし | 少ない場合，下降効果 |
| 文化的資源（父母学歴） | 多い場合，上昇効果 | 多い場合，上昇効果 |

## 5．議　　論

　国語学力および算数学力に対する，家庭環境における経済的資源と文化的資源の機能の差異には表8に示すような特徴がみられた．家庭環境における経済的資源は，国語学力に対しては，一貫した明確な統計的有意差はみられなかったが，数学学力に対しては，保有が少ない場合，下降効果をもたらすという機能が生じていた．一方，家庭環境における文化的資源は，国語学力および数学学力に対して保有が多い場合，上昇効果をもたらすという機能が生じていた．これらの家庭環境における経済的資源と文化的資源の機能の差異をどのように解釈することが可能であろうか．

　子どもの学力に対する経済的資源効果のメカニズムについて，先行研究における主要な理論モデルに，家族ストレスモデルと投資モデルがある[1,6]．家族ストレスモデルは，家計の経済的困難が家族システムにさまざまなダメージを与え，結果として子どもの発達や学習に負の効果をもたらすと説明する．投資モデルは家計の経済的資源を子どもに投資することによって，子どもの人的資源が高くなると説明する．こうした2つのモデルを踏まえると，上記の家庭環境における経済的資源と文化的資源の機能の差異は次のように解釈できる．

　まず経済的資源の機能については，算数学力に対して家族ストレスモデルが有効にあてはまると考えられる．つまり経済的資源が閾値を下回って少ない場合，家族システムにさまざまなダメージが生じているため，下降効果が顕著に出現するのではないかということである．次に文化的資源の機能については，国語学力および算数学力に対して投資モデルが有効にあてはまると考えられる．つまり文化的資源が閾値を上回って多い場合，父母の文化的資源を子どもに投資することによっ

て，子どもの人的資源が高まるため，上昇効果が顕著に出現するのではないかということである．

　以上の家庭環境における経済的資源と文化的資源の機能の差異という社会的事実からは，教育の機会均等や子どもの学力保障の観点から，家庭の経済的資源の多寡に対しては少群に対する公的支援の必要性が示唆され，家庭の文化的資源の多寡に対しては少中群に対する公的支援の必要性が示唆された．

　本研究はJSPS科研費16K13557（研究代表　髙木誠一）の助成を受けたものである．

### 文　　献

1) Cooper K, Stewart K：Does Money Affect Children's Outcomes?：A Systematic Review. Joseph Rowntree Foundation, 2013.
2) 山田哲也：社会経済的背景と子どもの学力（1）家庭の社会経済的背景による学力格差—教科別・問題別・学校段階別の分析—, pp57-82. 国立大学法人お茶の水女子大学編，平成25年度全国学力・学習状況調査（きめ細かい調査）の結果を活用した学力に影響を与える要因分析に関する調査研究．2014.
3) 浜野　隆：家庭環境と子供の学力, pp13-22. 国立大学法人お茶の水女子大学編，保護者に対する調査の結果と学力等との関係の専門的な分析に関する調査研究．2018.
4) 中西啓喜：学力格差拡大の社会学的研究—小中学生への追跡的学力調査結果が示すもの—．東信堂，2017.
5) 髙木誠一：「学力」の社会的構成．子どもと発育発達，15：292-297，2018.
6) 卯月由佳，末冨　芳：世帯所得と小中学生の学力・学習時間—教育支出と教育費負担感の媒介効果の検討—．NIER Discussion Paper Series, No. 002，国立教育政策研究所，2016.

特　集　発育発達と多様性・格差

# 男女差をめぐる発育発達研究と
# ジェンダー

高峰　修

## はじめに

　本誌2016年の14巻1号・2号には「21世紀における発育発達研究の課題をめぐって」と題する特集が組まれている．ここにジェンダー研究の視点の導入を提案したい．ジェンダーとは人間の性の諸相のなかでも心理的・社会的・文化的な性を意味し，「男女という二分化されたジェンダーを作り出し，再生産する社会と文化の仕組みを解明する」[1]のがジェンダー研究である．そこでは男女の間にみられる差を生得的とみるのではなく，それぞれの文化や社会における価値観や慣習，それに基づく人間間のコミュニケーションによって生み出されるものとして解釈を試みる．そしてそこには，身体的・生物学的な性における男女差も含まれる．

　荻野[2]によれば，男女の身体的特徴をめぐる性差観は歴史のなかで大きく変化してきた．前近代の時代，男女の生殖器は本質的には同じと捉えられていた．両者の違いはただ，男性の場合は外にあるものが女性の場合は内にあるという点だけにあった．しかしここには男女の序列が内在しており，つまり女とは本来押し出されるべきものが内にとどまったままの「不完全な男」と考えられていたのである．それが18世紀頃にもなると，男と女の身体はそもそも異質な存在であることが強調され始め，男と女は生殖器のみならず心身や生き方においてもまったく異質な存在とみなす性差観が一般化した．そしてこうした変化に大きな影響を及ぼしたのが，医学や解剖学を初めとする近代科学であった[2]．

　筆者は科学的根拠を元に男女の差を大量生産するツールになったのが推計統計学であり，仮説検定であり，さらにはある二群の母平均に有意差があるか否かを検定するt検定であったと考えている．ちなみにt検定はイギリスの統計学者ウィリアム・ゴセットがStudentというペンネームで発表した統計学的検定法であるが，それは1908年という近代から現代へと移りゆく時期のことであった．

　さて，発育発達研究においても性別はごく基本的な変数として分析に用いられており，後述するように実験や調査から得られた数値データを統計的に分析することによって，身体をめぐる男女差にかかわる知識が大量に生産されてきたといえよう．つまり，発育発達研究も現代社会における男女の身体観の形成にかかわっていることになる．このような発育発達研究において分析結果に現れ出る男女差を解釈するとき，その差を身体的なものと見なすか，あるいは心理的・社会的・文化的なものと見なすかによって，分析結果の解釈の幅は異なるはずである．さらにこうしたジェンダー視点をもつことによって，運動実施習慣や体力における男女の格差が，男女の生得的・本質的な差だけによって生じたのではなく，社会において構築されてもいることへの気づき，あるいは男と女という二元的な区分とそれぞれの典型的なイメージを超えて，体力のある女子，運動・スポーツが嫌いな男子といった多様な人間存在への気づきが期待されるだろう．

---

筆者：明治大学政治経済学部

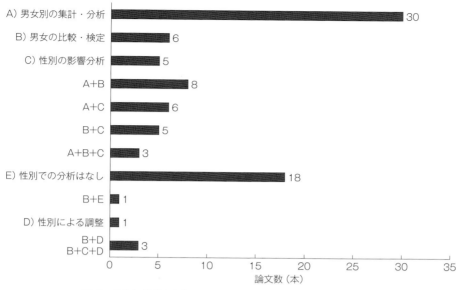

図1 「発育発達研究」50〜78巻における"性別"の扱われ方

## 1. 発育発達研究における性別の扱われ方

　まずは発育発達研究において性別というごく基本的変数がどのように扱われているかについて概観したい．それを確認するために，発育発達学会が発行する「発育発達研究」の50巻(2011)から78巻(2018)に掲載された原著論文および資料，全103本を対象として，「性別」が各論文の①分析枠組みにどのように位置づけられ，②統計処理においてどのように集計され，さらに③考察においてどのように議論されているかについて分析を行った．103本の論文のうち，男子あるいは女子のみを分析対象にするなど，性別の枠組みがあてはまらない論文が17本あった．残りの86本の論文について，上記①と②については以下の5つのパターンを参考に分類し[注1]，③については各論文の性別に関する議論を要約した．

- A）男女別の集計・分析：男女に分けたグループ毎の集計や分析
- B）男女の比較・検定：男女によるt検定やMann-Whitney検定，分散分析など
- C）性別の影響分析：独立変数に性別を入れた因果モデル分析など
- D）性別による調整：性別を制御変数とする偏相関係数の算出，性別を共編量とする共分散分析など
- E）性別での分析はなし

　図1には「発育発達研究」の50巻から78巻までの103本を対象に，性別の扱われ方を5パターンを参考に分類した結果を示した．最も多いのは男女別の集計や分析だけによる論文で，30本が該当する．これらの論文では基本的に男子の分析結果と女子の分析結果を並記しており，それらにみられる傾向は同じであったり異なったりする．後者の場合，たとえば体型評価や歩数，基本的動作に関する分析結果に男女の違いがあることは説明されているが，概してそうした違いが生じた理由や背景については言及されない傾向がみられる．

　次に，何らかの分析手法で男女の比較をしている論文（Bパターン），あるいは性別の影響について検討している論文（Cパターン）がそれぞれ6本と5本あった．さらには男女の比較によって男女差が確認され，または因果モデルにおいて従属変数に対する性別の影響が確認されたことで，その後の分析を男女別で行った論文（A＋B，A＋C）がそれぞれ8本と6本，A，B，Cの3パターンをとる論文（A＋B＋C）が3本確認された．これらの分析ではほとんどの場合，仮説検定の結果として男女差や性別の影響の有意性が確認されるので，男女差が存在するか否かがより明確に示され

ることになる.

ここで,実験や調査などの研究活動の営みにおいて「男女差がある」という結果が積極的に生産される力学について考えてみたい.t検定やMann-Whitney検定に代表される推計統計学の仮説検定では,そもそもいくつかの群の平均値に「差がない」ことを帰無仮説とし,定めた有意水準との対応からこの帰無仮説を棄却することによって「有意な差がある」[注2]と判断する.こうした仮説検定を実際に用いる場合,「ある変数のカテゴリの平均値に差がある」ことが実験や調査計画上の検証仮説となるだろう.しかし実際にデータを収集し分析を行った結果,たとえば性別において男女の平均値に有意差が認められなかった場合,その分析結果は実験や調査計画段階における検証仮説の設定ミスと判断され,積極的に論文化され査読を通り世に公開されることは稀であろう.またそもそも,t検定やMann-Whitney検定といった手法は論理展開上,「差がない」ことを積極的に証明するツールとは言い難い.こうしたさまざまな要因による力学の結果,図1のBパターンに代表されるように仮説検定を用いて男女差の有無を検証しようとする場合,必然的に男女差は積極的に生産されていくことになる.これは発育発達研究だけではなく,仮説検定を採用するすべての学問分野に該当する傾向である.

## 2. 男女差をどのように解釈するか

そこで大切になるのが,「男女差がある」という結果をどのように解釈するかであるが,該当する論文のなかにはその解釈自体がないケースが少なからずみられた.性別はあまりにもありふれた基本的属性変数であり,データとしてはデフォルトとして準備しておくものの,分析においては焦点となる変数ではないことが多いのかもしれない.

より重要なのは,確認された男女差を生得的・本質的な性差とみなすだけではなく,その背景に存在しうる心理・社会・文化的な要因を想定することである.実際にいくつかの論文,特に投動作をテーマとする論文においては,そうした発想に基づく議論が行われてる.たとえば小学生を対象としてドッジボールの投動作における発達の特徴

を検討した加藤と添野[3]は,投動作において性差が生ずる要因として男女の運動遊びや運動経験の違いをあげ,野球の投球動作は遺伝よりも外的環境や学習経験によるところが大きいという議論をしている.しかしながらこうした議論は先行研究の紹介にとどまり,男女差の要因となり得る心理・社会・文化的側面について直接切り込んだ研究は,本稿で対象とした103本の論文にはみられなかった.発育発達研究が,主に人間の身体的発育発達の諸側面について客観的な記述を試みるだけでなく,たとえば格差や低下,異常といった数々の問題点の改善を志向するのであれば,そうした現象が生じている現場を観察し,観察対象の心理や若者文化を読み取るような研究手法が必要になるだろう[注3].

## 3. 体力の男女差に関する構築主義的な解釈の可能性

それでは,実際に体力を題材にして,体力の男女差の背景にある心理・社会・文化的側面について考えてみたい.ここではこれまでの議論に加えて体力の男女差が「構築されている」という視点についても言及する.

そもそも体力をどう捉えればよいのか.大築[5]によれば体力には行動体力と防衛体力があり,行動体力はエネルギー的体力とサイバネティクス的体力から構成される.ところが飯田[6]が高校・大学生874名を対象に行った調査によると,「体力」という言葉から連想されるのは「スタミナ・持久力」が約80%,「パワー・筋力」が約70%であり多数を占めた.これらの体力要素は,大築の分類に当てはめればつまりエネルギー的体力を意味している.さらにエネルギー的体力のパフォーマンスは性ホルモンの影響を受ける筋重量によって影響を受けるので,男女の差が顕著に現れる.こうして「女は体力がない」という思い込みが構築されるのである[6].これは社会レベルの認識に関する問題である.

次に,学校体育授業の現場を観察した参与観察から引用する.井谷[7]は,ある公立高校2年生の持久走の授業を観察し,担当教員による次のような発言を記録している.

> 　教師（女E）：「大丈夫？」「無理しなくていいよ」女子生徒に声をかける
> 　教師（女D）：「必死でとか，ムキにというのが恥ずかしいっていうか．それまでして，点数を取る必要がないというのが，ある意味，あるんじゃないかなと思うんです．力がある子でも，友だち同士で並んで走ったりするのは，女子のほうが多いし，自分だけが何か一生懸命，わぁー走っているのが，あまり良しと感じないっていうか，そういうふうな感覚やと思うんです．」

　さらに片田[8]は，公立高校の持久走の授業の観察から次のような報告をしている

> 　F教師は，残り時間が10分程度になり，生徒に「4周目の人は（大に）チャレンジしていいぞ」と声をかけている．女子2人がゆっくり走ってきており，その後ろから男子2人がより速いスピードで走ってきて，ちょうど追い抜く．
> 　F教師：「（右手で小へのコースを指して）3周目の人はもう回ろう．小回りいこ，3周目の人は，（何度も小のコースを指し）残り10分30．女子はもう小回りいこ．（大を指しながら）男子いけ，いけいけいけ」

　これらの報告からは，体育教師から男女の生徒への働きかけが異なり，男子に対してはもう1周大のコースにチャレンジさせるウォーミングアップの声かけを，女子に対しては無理させないクーリングダウンの声かけをしていることを確認できるだろう．それではなぜ，生徒に対する体育教師の働きかけが男女で異なるのだろうか．それは女性教師Dによる女子生徒の評価コメントから読み取ることができる．つまり，汗を流して髪を振り乱しながら長い時間走る姿を同性あるいは異性の友だちに見せたり，たとえ持久走であっても友だちを出し抜いてよい記録を残すような行動は，女子高校生たちが共有する文化においては非常に価値が低いのである[注4]．女子生徒に対するこうした評価が，持久走における体育教師の追い込み

を緩めることになる．しかし，持久走において必死に走らなければ持久力は高まらないだろう．他方で男子はもう1周，もっとがんばれと追い込まれていく．これは教師からの動機付けの問題，近頃の若者文化の問題であるが，こうした要因が日々蓄積し，男女の高校生たちの身体活動実施に影響を及ぼし，体力の男女差が構築されていくのだと考えられる．

## 4．就労にも影響する体力の男女差

　このように構築された体力の男女差は，身体の問題だけにとどまらず就労にも影響する．「女は体力がない」という思い込みは，「女性に家庭にいて家事育児に向いている」という性別役割分業に安易に結びつく．また森久と高峰[9]は，なぜ女性のスポーツ実況が継続して成功してこなかったのかという問に対する高齢男性のテレビ局関係者のコメントを以下のように報告している．

> 　「声の高さの問題や，長時間に及ぶ実況に耐えられる体力を常に備えなければならない問題，またそれらの問題を解決しても，女性が男性ほど早口言葉をうまくできるかが疑問」

　これもあくまで1つの事例でしかないが，こうした体力や，あるいは妊娠出産という女性特有の身体的機能が女性の就労を制限しうるということを，今般問題になった大学医学部入試における女子の得点調整問題は示している．

## おわりに

　本稿の冒頭で提案した発育発達研究へのジェンダー研究の導入とは，男女差の解釈に心理・社会・文化的要因を持ち込むこと，そして目の前にいる実験や調査対象の身体がすでに構築されてきた身体であるという視点を持ち込むことである．これによって，運動習慣や体力における男女の二極化の問題を解く結び目が見つかるかもしれない．また本稿ではふれられなかったが，今後，発育発達研究には多様な性の身体における発育発達課題に

向かい合うことも期待される.

注1) 「t 検定を行った結果,指標となる変数に男女差が認められなかったので,その後は男女を併せたグループで分析した」など A～E のうち複数のパターンに分類されるケースもある.

注2) 厳密には「差がないとはいえない」ことになる.

注3) この点に関しては,佐藤ら[4]による「行動観察によって身体活動の内容を明らかにし,性差が生じる要因について検討していく必要がある」(p14) という主張に同意する.

注4) もちろん全国のすべての体育教師や高校生たちがこうした価値観に基づいた言動をしているわけではない.特にこうした状況は,女子校,男子校か共学校かによってまったく異なる可能性もあり,また学力によって若者文化が異なることも報告されている.

## 文　献

1) 井上輝子:ジェンダー研究.pp166-167.井上輝子,上野千鶴子,江原由美子ほか編,岩波女性学事典.岩波書店,2002.

2) 荻野美穂:女の解剖学—近代的身体の成立—,pp125-197.荻野美穂,ジェンダー化される身体.勁草書房,2002.

3) 加藤謙一,添野好正:小学生におけるドッジボール投動作の発達に関する研究.発育発達研究,60:14-26,2013.

4) 佐藤　舞,石井佳織,柴田　愛ほか:学校の休み時間における児童の身体活動状況—性差および学年差の検討—.発育発達研究,54:11-17,2010.

5) 大築立志:器用さと健康・体力.体力科学,44:42-45,1995.

6) 飯田貴子:体力観の形成とジェンダーに関する調査研究.スポーツとジェンダー研究,2:31-42,2004.

7) 井谷惠子,片田孫朝日,若林順子:体育授業におけるジェンダー体制の生成—高等学校の持久走授業を事例に—.スポーツとジェンダー研究,4:4-15,2006.

8) 片田孫朝日:体育指導における性別カテゴリーの使用—高校体育の持久走授業の場面記述から—.スポーツとジェンダー研究,6:30-41,2008.

9) 森久珠江,高峰修:女性のスポーツ実況に対するメディア内部の意識.スポーツとジェンダー研究,9:53-61,2011.

**特 集** 発育発達と多様性・格差

# 日本における多様な子どもの
# 健康と健康格差
### ～『子どものからだと心白書』を基に～

野井　真吾[1]・山田　直子[2]・山本　晃弘[3]

## 1.「子どものからだと心・連絡会議」と
## 　子どもの権利条約

　筆者は子どものからだ，心，生活が「どこかお
かしい」「ちょっと気になる」という保育・教育現
場の先生方，あるいは子育て中のお母さん，お父
さんの"実感"をたよりに，子どもの"からだ"
にこだわって"事実"を明らかにし，その"実体"
を追究する研究活動に努めている．このことは本
誌でも紹介させていただいたとおりである[1]．
少々ユニークともいえるこのような研究手法に辿
り着いたのには，「子どものからだと心・連絡会議」
（以下，連絡会議と略す）での集団討論が大いに影
響している．この連絡会議では，子どものからだ
と心が健やかに育つことを願って，子どものから
だと心の変化を正確に捉え，確かな実践の方途を
探ることに努めている．そのため，日本における
「子どもの権利条約」批准に向けた動向やその権
利保障の状況にも目を配ってきた．

　そもそも「子どもの権利条約」が国連総会にお
いて全会一致で採択されたのは 1989 年 11 月 20
日のことであった．日本も 1994 年 4 月 22 日にこ
れを批准し，158 番目の締約国になった．ちなみ
に当時の国連加盟国は 192 カ国であるから，批准
までにかなりの時間を要してしまったことにな
る．この子どもの権利条約の第 44 条の 1 には，
「締約国は，(a) 当該締約国についてこの条約が効

力を生ずる時から 2 年以内に，(b) その後は 5 年
ごとに，この条約において認められる権利の実現
のためにとった措置及びこれらの権利の享受につ
いてもたらされた進歩に関する報告を国際連合事
務総長を通じて委員会に提出することを約束す
る」と記されている．日本政府の報告が 1996 年
（初回），2001 年（第 2 回），2008 年（第 3 回），
2017 年（第 4・5 回）の 4 回にわたって提出されて
きたのはそのためである．

　いうまでもなく人権を最も侵害しやすい主体
は,最も権力をもっている国家ということになる．
つまり最も権利を侵害しやすい国家に人権保障の
現状を報告させるという仕組みになっているので
ある．ここに「報告審査制度」と呼ばれるこの制
度の弱点がある．このことは 30 年来にわたって
国連の課題にもなっている．この課題の克服とし
て国連が考えたのが，市民・NGO からの「代替報
告書」も受け付け，それらの内容も踏まえて政府
報告を審査し，各国の取り組みに対する懸念と勧
告を「最終所見」に示そうという仕組みである．
国連・子どもの権利委員会における各国の報告審
査は，このようなサイクルで実施されている．そ
のためそれぞれの「最終所見」には，当該締約国
における子どもの権利保障に関する問題点と課題
をある程度見出すことができる．

　日本に限っていうと，昨年（2017 年）提出され
た「日本政府第 4・5 回報告」の審査が来年（2019）
1 月に予定されている．そのため現時点では，「第
3 回最終所見」が直近の審査結果ということにな
る[2]．それによると「データ収集」に関する懸念
が「本委員会は，子どもおよびその活動に関する

---

筆者： 1 ）日本体育大学
　　　 2 ）日本体育大学大学院体育科学研究科
　　　 3 ）カリタス小学校

大量のデータが定期的に収集され，かつ，公表されていることを認識している．本委員会は，しかしながら，本条約によってカバーされている領域であっても，貧困の下で生活している子ども，障害を持つ子ども，および日本国籍を持たない子どもの就学率，ならびに，学校における暴力およびいじめなど，データが欠落している場合がある」（パラグラフ21）と記され，続くパラグラフ22には「本委員会は，権利侵害の危険に直面している子どもに関するデータを収集する努力を強化することを締約国政府に勧告する．締約国政府は，また，本条約の実施において達成された進歩を効果的に監視，評価し，かつ，子どもの権利の領域における政策のインパクトを評価するための指標を開発すべきである」との勧告が示されている．このような懸念と勧告が最初に指摘されたのは1998年のことであった．初回報告に対する最終所見以来である．すなわち，日本ではこの20年間解決できずに残され続けてきた課題であるといえる．

すっかり前置きが長くなってしまったが，このようなことから連絡会議が編集する『子どものからだと心白書』では，いわゆるマイノリティの子どもも含めて多様な子どもの健康と健康格差ということにも注目して，政府統計はもちろん種々の情報収集に努めている．本稿ではそれらの一端を紹介してみたい．

## 2．多様な子どもの健康を考える

### 1）障がいのある子ども

わが国で障がい児の健康に関するデータが収集されている資料は，「東京都の学校保健統計書」が唯一である．図1aには，そのなかから特別支援学校における6歳児のう歯被患率の年次推移を示した．調査対象者が少ないため，折れ線が上下にばらついてしまうものの，男女とも障がい種別にかかわらず被患率が低下している様子を確認することができる．このような結果は健常児においても同様であり，日本における小児歯科保健医療や学校，保健所等での歯科保健活動等が障がい児に対しても，健常児に対してもある程度の効果を上げていることを物語っているといえよう．

対して肥満傾向については，男女で同様の推移とも障がい種別にかかわらず同様の推移ともいい難く，特に女子の視覚障害で低下傾向を示しているようにみえる（図1b）．このような推移の違いが何に起因しているのかといった議論が待たれるところである．

### 2）発達障がいのある子ども

一方，保育・教育現場の先生方が集う最近の研究会や学習会は，どこに出かけていっても「発達障がい」等の子どもの存在が話題になる．そこで図2には，通級による指導を受けている子ども数の推移を示した．この図が示すように，小学校では聴力障害，弱視，中学校ではそれらに加えて言語障害がおおむね横ばいに推移していることを除くと，自閉症も，ADHDも，学習障害も，情緒障害も増加傾向にある様子をうかがうことができる．このように種々の発達障がいがこの10年間で急増しているという事実は，遺伝的な要因というよりは子どもを取り巻く化学的，社会的な環境要因の急変を心配させる．ただしこの点についてもまだまだ議論の余地が残されているといえよう．

### 3）外国につながる子ども

さらに日本で暮らすさまざまな民族の子どもの健康状態ということでは，図3をご覧いただきたい．この図はA地区における外国につながる親をもつ子どもの身長・体重・座高の加齢的推移を示したものである．いずれの子どもの加齢的推移も図中に示した日本の子どもの平均値との差を認められない．したがってここで観察した子どもたちに関しては，大きな発育問題は認められないものと考えられる．

他方，紙幅の都合からここでは示していないものの，在日朝鮮学校の子どもと日本人の子どもの体格を比較してみると，身長も，体重も在日朝鮮学校の子どものほうが大きい様子も確認されている．そのため在日朝鮮学校に通う子どもの発育権もおおむねそれを保障できているものと考えられる．

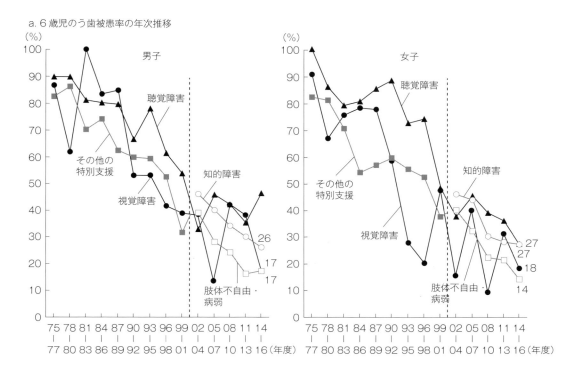

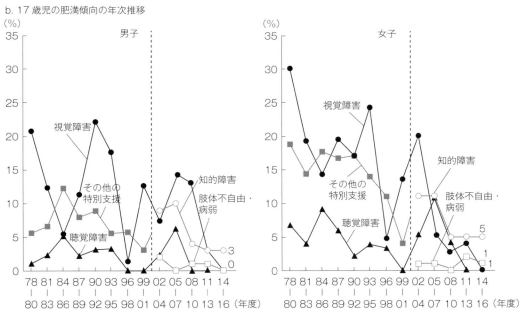

図1 特別支援学校における6歳児のう歯被患率(a)および17歳児の肥満傾向(b)の年次推移(東京都教育委員会「東京都の学校保健統計書」)(子どものからだと心・連絡会議編:子どものからだと心白書2017, p98, ブックハウス・エイチディ, 2017)

## 3. 子どもの健康格差を考える

他方,健康格差ということでは,う歯,視力不良地図,体力・運動能力の個人内格差,貧困に関するデータをご覧いただきたい.

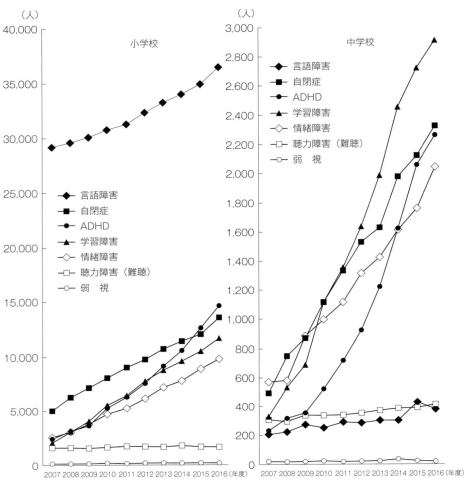

図2 通級による指導を受けている子ども数の推移(公立学校障がい種別)(文部科学省「特別支援教育の現状:通級による指導を受けている児童生徒の推移(公立)」)(子どものからだと心・連絡会議編:子どものからだと心白書2017,p119,ブックハウス・エイチディ,2017)

## 1) う歯の地域差

最初は,う歯についてである.周知のとおり,かつては歯科後進国と揶揄されたわが国の状況はこの数十年間で劇的に改善された.図4には12歳児におけるう歯等の本数(DMFT指数)の年次推移を示したが,男女とも順調に低下している.ただし都道府県別DMFT指数を概観してみると,2016年値で最低値を示した新潟(0.4本)と最高値を示した沖縄(1.9本)とでは4倍以上の開きがあることも確認できる.このような事実は子どものう歯改善のスピードにはかなりの地域差が存在することを推測させる.

## 2) 視力不良の地域差

また視力という点でも気になるデータがある.図5は東京都における市区町村別の裸眼視力1.0未満者の割合から各市区町村のTスコアを算出し,それに基づいて5段階に区分し色づけした視力不良地図である.区部のなかでも東京湾岸の地区に視力が低い子どもが多い様子をうかがうことができる.このような結果は他の年齢でも同じであるばかりか,毎年確認されている事実であり,視力低下とこの地区の環境要因との関連が議論されている[3]ところである.

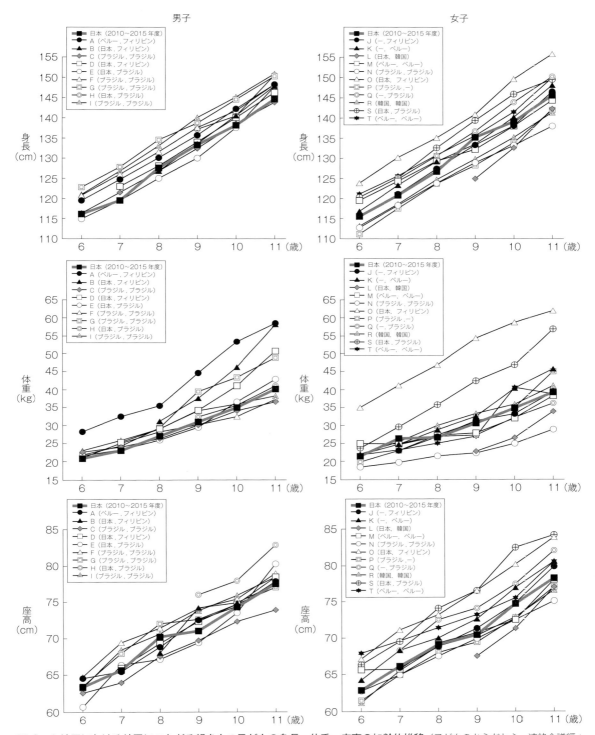

図 3 A地区における外国につながる親をもつ子どもの身長・体重・座高の加齢的推移（子どものからだと心・連絡会議編：子どものからだと心白書 2015, p121, ブックハウス・エイチディ, 2015）

データは A 地区にある公立 A 小学校から資料を提供していただいた．A～T は個人の推移を示す．カッコ内には父親，母親の順につながる国を示した．また日本のデータは同小学校に在籍する日本人の両親をもつ子どもの平均値を示した．

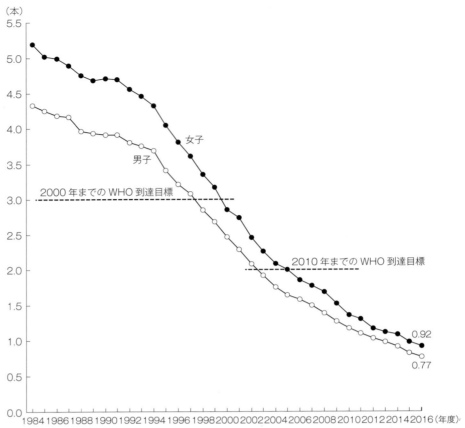

図4 12歳児におけるう歯等の本数（DMFT指数）の年次推移（全国）（文部科学省「学校保健統計調査報告書」）（子どものからだと心・連絡会議編：子どものからだと心白書2017．p87，ブックハウス・エイチディ，2017）

### 3）体力・運動能力の個人内格差

　さらに体力・運動能力ということについては，世間の心配と裏腹に体幹筋力や柔軟性の低下を除くとその他の要素はそれほど大きな低下傾向を示しているとは考えておらず，むしろ「子どもの体力低下」の実感は防衛体力（免疫系，自律神経系，ホルモン系）の低下や乱れに起因しているのではないかというのが連絡会議の議論の到達点である．このことは，これまでにも機会あるごとに主張してきたとおりである[4-6]．とはいえ体力・運動能力についてもまったく問題がないとは考えていない．その1つとして最近話題になっているのが，体力・運動能力の個人内格差の問題である．保育・教育現場の先生方により「一昔前なら運動が得意な子どもはどの種目も得意という印象があったが，最近は運動ができる子どもでも得意な種目とそうでない種目との差が大きくなっているように感じる」ということが実感されはじめたのはここ数年のことである．

　そこで作成してみたのが図6[7]である．この図は私立A小学校にあるそれぞれの子どもの体力・運動能力のデータの項目別得点を基に，それぞれの子どもの体力診断項目，運動能力項目別平均得点と標準偏差ならびに変動係数を算出し，個人内平均得点（a）とその変動係数（b）の平均値の推移を観察したものである．なお当該小学校の在籍者は大半が女子であることから，ここでは女子のデータ（小学6年生）を示している．

　これらの図からは2つの事実を確認しておきたい．1つ目は体力診断テスト項目に比して運動能力テスト項目の平均値がここ数年低下していることである．このような事実は現有の体力を運動の

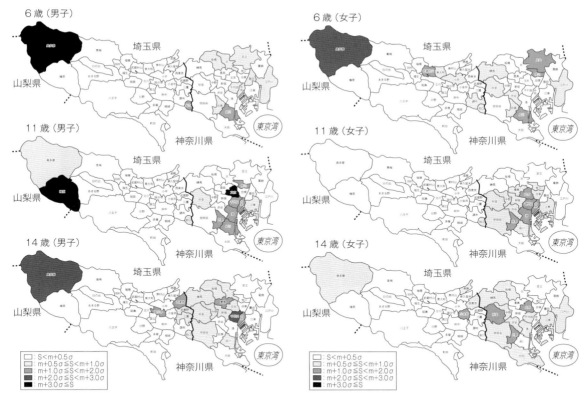

**図5** 東京都の視力不良地図 2016年度（6, 11, 14歳）（東京都教育委員会「平成28年度東京都の学校保健統計書」）（子どものからだと心・連絡会議編：子どものからだと心白書2017. p93, ブックハウス・エイチディ, 2017）

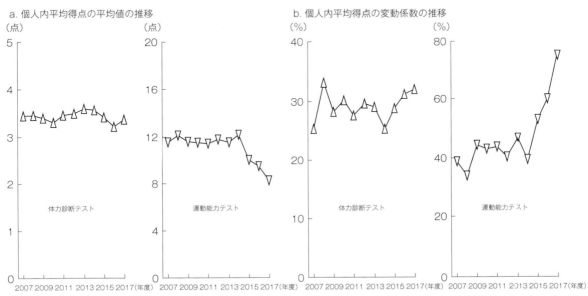

**図6** 私立A小学校における体力診断テスト・運動能力テストの個人内平均得点（a）とその変動係数（b）の平均値の推移（小学6年生女子）（山本・野井, 2017[7]）

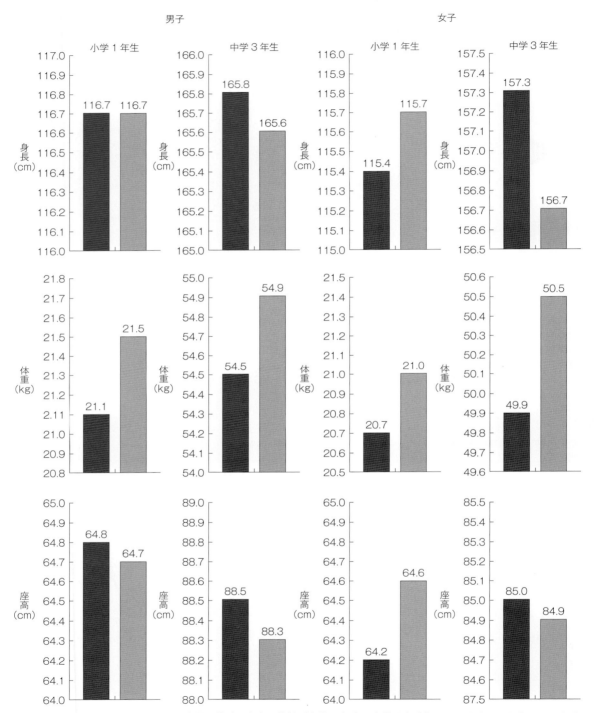

図 7 東京都と東京都A区における身長，体重，座高の比較（小学1年生，中学3年生）（東京都教育委員会「平成28年度東京都の学校保健統計書」）（子どものからだと心・連絡会議編：子どものからだと心白書2017．p121，ブックハウス・エイチディ，2017）

表 1　社会生活指標と子どもの健康指標（山田・野井，2017[11]）

| 社会生活指標 |
|---|
| ※「社会生活統計指標―都道府県の指標―2015」より選出 |
| 【経済】の指標 |
| ・生活保護被保護実世帯数（千世帯あたり） |
| ・最終学歴が大学・大学院卒の割合 |
| 【時間】の指標 |
| ・仕事の時間［男性］（平均時間） |
| ・仕事の時間［女性］（平均時間） |
| 【文化】の指標 |
| ・旅行・行楽の年間行動者率 |
| ・スポーツの年間行動者率 |
| 【社会】の指標 |
| ・離婚率（千人あたり） |
| ・ボランティア活動の年間行動者率 |
| 子どもの健康指標 |
| ※「平成27年度 学校保健統計調査報告書」より選出 |
| ・むし歯の本数（「むし歯」と略す） |
| ・肥満傾向児の割合（「肥満」と略す） |
| ・痩身傾向の割合（「痩身」と略す） |
| ・年齢 |

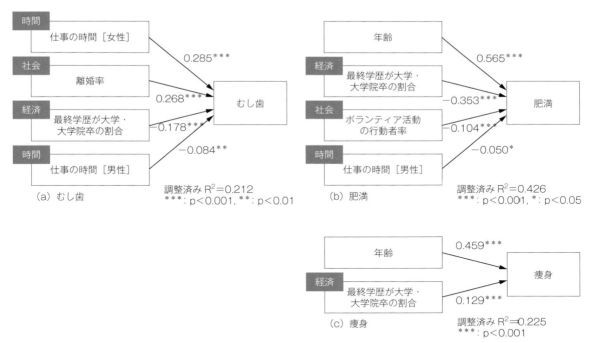

図 8　都道府県別社会生活指標の子どものむし歯（a），肥満（b），痩身（c）への影響（山田・野井，2017[11]）

場面で上手に発揮できなくなりつつある子どもの姿を連想させる．また2つ目は運動能力テスト項目の変動係数がここ数年上昇傾向を示していることである．このことは体力・運動能力の個人内格差が広がりつつあることを物語っており，先に示した現場の実感がある程度的を射ていたことを示唆している．

### 4）貧　困

　最後に貧困についても紹介しておきたいデータがある．図7には東京都と東京都A区の「東京都の学校保健統計書」を基に，両地域における小学1年生と中学3年生の身長，体重，座高を示した．それによると小学1年生は男子の身長と座高を除く平均値でA区が高値を示すものの，中学3年生になると身長，座高は東京都が，体重はA区が高値を示す様子を観察することができる．ちなみにWHOは世界200カ国・地域で行われた健康調査などから5〜19歳の子どもの身長と体重などのデータを抽出，分析した結果，低・中所得の途上国で子どもの肥満が急増していることから，高エネルギーで安価な食品に頼りがちな食生活への警鐘を鳴らしている[8]．そのため東京都平均に比して10%以上も高い就学援助率を示し続けるA区のこのような特徴は，経済的貧困が子どもの体格に及ぼす負の影響を物語っている可能性を危惧させる．

　加えて近年では貧困問題を「経済」だけでなく，「時間」「文化」「社会関係」といった資本も考慮して検討する多次元的貧困という考え方が広がっている[9,10]．そのため表1[11]に示す都道府県別のデータを使用して，子どものむし歯，肥満傾向児，痩身傾向児を目的変数，経済，時間，文化，社会関係の各指標を説明変数に投入した重回帰分析を試みた．結果は図8[11]のとおりである．これをみると，むし歯と肥満には「経済」「時間」「社会関係」，痩身には「経済」といった資本が関与している様子をうかがうことができる．このように都道府県別のデータというかなり大掴みなデータを活用するだけでも，子どもの健康に及ぼす多次元的貧困の影響を垣間みることはできそうである．

## 4．証拠が人を動かし，人をつなげる

　本稿を書き終えたいま思うことは，「多様性」を尊重しつつ，いわゆる「マイノリティ」と呼ばれている子どものデータを観察すること，さらには地域別や偏差のデータに注目して「健康格差」に関する子どものデータを観察することは，すべての子どもの権利を保障するという観点からきわめて重要な作業であるということである．

　もちろん本稿で紹介させていただいたデータのなかには，特定の地域に限定したものであったり，対象数が十分でなかったり，かなり大掴みなデータであったりといった課題を含んでいるものも存在する．これらの諸点は，今後の研究課題である．ただし子どもの事実を示す証拠があれば，何らかの議論ができるのは間違いなさそうである．新自由主義社会と新国家主義の潮流のなかでそれぞれの立場の人々が分断させられてしまい，そのような傾向がますます強まっているようにも思う．「モンスターペアレント」という言葉は，そのような時世を如実に物語っている．ただし子どもを想わないおとなはいない．少なくとも，そう思いたい．だとすれば子どものSOSを示す事実を証拠とともに示し，それを発信することが大切である．お互いの間に溝ができてしまっていても，溝のこちら側からもあちら側からもみることができる証拠を提示することができれば，子どもを中心に据えた議論が可能となる．議論ができれば，お互いの立場を理解し合うこともできるであろう．またその証拠が子どものSOSを示す証拠であれば，自ずとそれを改善するための次の動きも生まれてくるであろう．つまり証拠にこだわることは，子どものからだと心の危機を克服するための重要な作業といえるのである．

　本特集がきっかけとなって，国連・子どもの権利委員会から示されたデータ収集に関する懸念と勧告が一掃され，子どもの権利が確実に保障される日が来ることを期待したい．

### 文　献

1）野井真吾：保育・教育現場等とのコラボレーションからみた発育発達研究の課題．子どもと発育発達，14：26-32，2016．

2）United Nations, Committee on the Rights of the Child：Concluding observations：Japan（CRC/C/JPN/CO/3）．2010．（https://tbinternet.ohchr.org/_layouts/treatybodyexternal/Download.aspx?symbolno=CRC/C/JPN/CO/3&Lang=En．参照日：2018年8月31日）

3）上野純子，正木健雄：視力不良の評価規準と視力地図—東京都の子どもの場合—．臨床環境医学，6：91-96，1997．

4) 野井真吾：からだと心の"元気"指標. 子どもと発育発達, 3：75-79, 2005.

5) 野井真吾：今, 子どものからだに何が行っているのか. 体育科教育, 53 (2)：14-17, 2005.

6) Noi S：The structure of a causal relationship among people's actual feelings on "Physical Fitness" of children. School Health, 3：39-50, 2007.

7) 山本晃弘, 野井真吾：ある小学校における「体力・運動能力」の実態—平均値の算出に止まらない児童データの分析事例—. 子どものからだと心白書 2017. pp29-31, ブックハウス・エイチディ, 2017.

8) NCD Risk Factor Collaboration：Worldwide trends in body-mass index, underweight, overweight, and obesity from 1975 to 2016：a pooled analysis of 2416 population-based measurement studies in 128.9 million children, adolescents, and adults. Lancet, 390：2627-2642, 2017.

9) Pinxten W, Lievens J：The importance of economic, social and cultural capital in understanding health inequalities：using a Bourdieu-based approach in research on physical and mental health perception, Sociol Health Illn, 36：1095-1110, 2014.

10) 王　瑋：若年層における多次元的貧困の要因—JSHINE データによる分析—. 九州大学経済論究, 154：41-57, 2016.

11) 山田直子, 野井真吾：子どもの貧困を多次元でとらえ, 健康への影響を考える！. 子どものからだと心白書 2017. pp23-25, ブックハウス・エイチディ, 2017.

**特　集**　発育発達と多様性・格差

# 格差を是正する保育環境・子育て環境
## ～「子ども中心の保育」と「共有型しつけ」を通して どの子も伸びる～

内田　伸子

## はじめに

保育3法「幼稚園教育指導要領」「保育所保育指針」「幼保連携型認定こども園教育・保育要領」が改訂され，子どもが主体的・能動的に取り組む遊びがにわかに注目されるようになった．本稿では格差を是正する保育環境や子育て環境はどのようなものかについて実証に基づき提案する．

## 1．日本の学力格差：論理力や記述力の欠如と学習意欲の低下

経済協力開発機構（OECD）が実施している国際学力調査（PISA）や国際数学・理科教育動向調査（TIMMS）の結果をみると，論理力や記述力がアジアで最下位，数学に苦手意識をもつ生徒が多く，理科離れが進行していることがうかがわれる．この傾向は文部科学省が毎年実施している学力・学習到達度調査でも同様で，2018年の結果でも文章題を解く力，覚えた知識を応用して解決策を構想する力が育っていないことが明らかになった．しかも2010年7月に文部科学省幼稚園課は，「幼稚園卒の子どもは保育所卒の子どもよりも学力テストの成績が高い」とマスコミに発表した．これは本当なのだろうか．

この発表を受けて，刈谷[1]は「学力格差は経済格差を反映している．保育所卒の子どもの学力が低いのは，保育所のほうが幼稚園通園家庭よりも

筆者：十文字学園女子大学・
　　　お茶の水女子大学名誉教授

低所得層が多いためではないか」とコメントした．このコメントに対して疑問が浮かんだ．学力格差と経済格差には相関があるとしても，相関関係は因果関係を意味しているわけではない．経済格差と連動して学力低下をもたらす媒介要因が他にあるのではないか，経済格差は子どもの発達や親子の会話にどのように影響するか，親のしつけ方や文化資源（絵本や蔵書数，知育玩具など），塾や習い事などは読み書き能力や語彙の豊かさと関連があるか，文化・社会・経済の要因は語彙の豊かさや読み書き能力とどのように関連するのか．これらの疑問を解くために，東京，ソウル，上海の幼児3歳児，4歳児，5歳児各1,000名，合計3,000名に個別の臨床面接を実施した．保護者には家庭の所得や早期教育への投資額，親の学歴，しつけスタイルを調べるアンケート調査を実施し，子どもが通園している幼稚園や保育所の保育者には，読み書きの習得や語彙習得に配慮しているかを保育形態や保育原理，保育のプログラム，幼児期における「教育」の捉え方についてアンケート調査を実施した．幼児調査に参加した子どもたちを縦断追跡して小学校でのPISA型学力テストを受けてもらった[2-4]．

## 2．学力格差は経済格差を反映するか

### 1）所得と学力

面接調査年度の子育て世帯の平均所得（日本は691万）未満を低所得，以上を高所得として，それぞれのテスト成績との関連度を調べた（図1）．読み書きの成績と所得の相関は有意ではなかっ

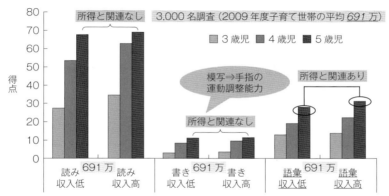

図 1 リテラシーの習得に経済格差は影響するか（内田と浜野，2012[2]）
読みと書き：模写能力においては 5 歳になると家庭の収入による差はなくなる．
語彙能力に収入による差が顕在化する（高＞低）．

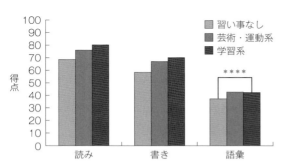

図 2 習い事の種類と読み・書き・語彙との関連（内田と浜野，2012[2]）
語彙得点：習い事なし＜習い事あり，芸術・運動系（ピアノ・スイミング）≒学習系（受験塾・英語塾）

た．語彙の豊かさや知力の指標となる語彙検査の結果は所得と相関があり関連が有意であり，高所得層の子どもの語彙得点は低所得層の子どもに比べて語彙得点が高いことが明らかになった．

### 2）通塾経験と学力

語彙得点と通塾経験の有無との関連を調べたところ，習い事をしているか否かで語彙テストの成績に差があり，習い事をしている子どものほうが語彙得点が高かった．ところが習い事の種類（芸術・運動系か），進学塾や英会話塾など学習系かの違いによる差は有意ではなかった．これは塾で行っている教育が語彙の成績を向上させるのではなく，習い事をするなかで，保育環境にいるときとは異なる指導者に会い，いつもの遊び仲間とは違う友だちに出会うことによってコミュニケーションが多様になるため，語彙得点が高くなるのであろう．また語彙力は教育投資額とも関連が有意であり，保育料の他に毎月 5,000 円以上の教育投資をしている家庭の子どもが，教育投資をまったくしてない家庭の子どもに比べて語彙得点が高かった．

### 3）保育形態（自由保育・一斉保育）と学力

杉原と河邉[5]は 3～5 歳児 9,000 名を対象にした運動能力調査の結果，体操教室やバレエ，ダンス教室に通っている子どもや，体操の時間を設けている幼稚園や保育所に通園している子どもの運動能力が低く運動嫌いの子どもが増えてしまうことを報告している．その原因を調べた結果，子どもの主体性を無視した指導者の強制的な指導や訓練により，運動嫌いの子どもが増えしまうのである．

語彙得点は幼稚園か保育所かの園種の差ではなく，保育形態が語彙の成績と関連していることが明らかになった．「子ども中心の保育」（自由保育）に通っている子どものほうが文字や計算，英会話などを一斉保育で教えている幼稚園や保育所に通園している子どもよりも語彙が豊かであるという結果が明らかになった．語彙得点の差は保育の仕方によって生ずるもので，園種は関係ないことが明らかになった．すなわち小学校の教育を先取りして学習を導入している一斉保育の幼稚園や保育所に比べて，子どもの自発的な遊びを大切にしている自由保育の幼稚園や保育所の子どもの語彙得

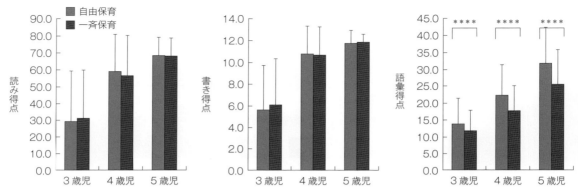

図3 語彙力は保育形態（自由保育＞一斉保育）に差があり，園種（幼稚園か保育所か）の差はない（内田と浜野，2012[2]）
自由保育とは子ども中心の保育，自由遊びの時間が長い．

点は高い（図2）．韓国（ソウル）もまったく同じ結果であった．この結果は文部科学省の発表とは矛盾する結果である．

読み書きや語彙得点と諸要因のうちのどの要因が関連（相関）するかを明らかにするため，関連する要因を統制して共分散構造分析にかけたところ，読み書きや語彙得点と保育形態（一斉保育か自由保育か）には相関関係があり，自発的な遊びを大切にする「子ども中心の保育（自由保育）」の子どもの読み書きや語彙力が有意に高いということが明らかになった（図3）．

幼児期における読み書きや計算は子どもの自発的な必要から遊びの文脈にもちこまれるものであり，大人からトップダウンに教えても覚えられるわけではない．子どもたちは自発的な遊びを通して読み書きや計算の意味や意義をいつの間にか感得し内面化するのである．平均的知能の5歳児は1日あたり20語も新しい語彙を獲得する．これは子どもが家族や幼稚園・保育所で交わされる会話だけではなく，テレビやアニメのセリフ，周りで交わされる会話からもどんどん語彙を吸収していくためであろう．子どもをとりまく言語環境の豊かさが豊かな語彙を獲得させるのであろう[3,4]．

### 4）しつけスタイルと学力

共分散構造分析の結果，語彙得点としつけスタイルも高い関連があることが見出された．すなわち語彙得点が高い子どもは共有型しつけを受けており，語彙得点が低い子どもは強制的しつけを受けているのである．

調査に参加した親のしつけスタイルは，「共有型」（子どもとのふれあいを重視し，子どもと体験を享受・共有する），「強制型」（大人中心のトップダウンのしつけや力のしつけで子どもを従わせる），「自己犠牲型」（子どもが何より大切で，子育て負担感が大きい．育児不安か放任・育児放棄に二極化）の3タイプに分かれ，共有型には33.4％（573名），強制型には35.6％（612名），自己犠牲型には31.0％（532名）に分類された．

「共有型しつけ」とは子どもを1人の人格をもった存在として尊重し，子どもとのふれあいや会話を大切にしていて楽しい経験を子どもと共有しようとするしつけ方である．共有型しつけをしている親は，家庭の団欒や，親子の会話，夫婦の会話も大切にしている．家庭の所得の高低にかかわらず共有型しつけをしている家庭には蔵書も多く，親も本好きで乳児期から子どもに絵本の読み聞かせをしていた．親も本好きな家庭で育った子どもは，読んだり書いたりなどのリテラシー得点も語彙得点も高い（図4）．

「強制型しつけ」とは，「子どもは白紙で生まれてくる，だから，子どもをしつけるのは親の役目」「自分の思い通りに子どもを育てたい」「子どもが言う事を聞かなければ罰を与えるのは当然」「口で言い聞かせてもわからないなら力のしつけも厭わない」「子どもが親の言うことをきかなければわかるまでガミガミと責め立てる」というかかわり方をする親で，低所得層にも高所得層にもみられる．しかも家庭の収入により，しつけのスタイルが模写力・語彙力に異なる影響を与えていること

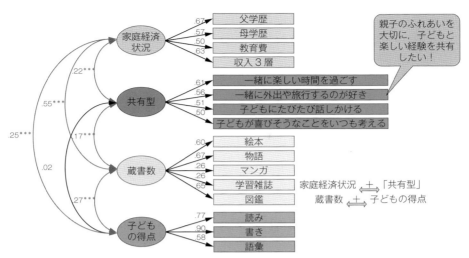

図 4　共有型しつけ：共分散構造分析の結果（内田と浜野，2012[2]）
高所得層では蔵書数が多く共有型しつけが多い．低所得層でも蔵書数が多いと子どものリテラシー得点は高い．共有型しつけスタイルで子どものリテラシー得点・語彙得点ともに高くなる．

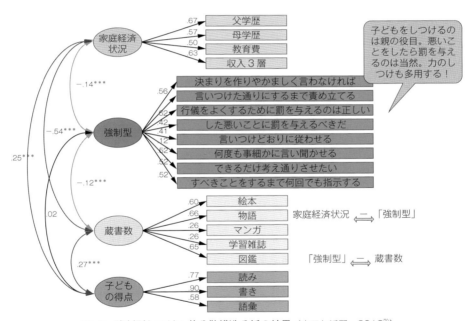

図 5　強制型しつけ：共分散構造分析の結果（内田と浜野，2012[2]）
低所得層では強制型しつけをとる親が多く蔵書数も少ない．強制型しつけでは高所得層でリテラシー得点・語彙得点が低い．

とも明らかになった．つまり低所得層で強制型しつけを受けても語彙得点に関連はみられないが，高所得層で強制型しつけを受けた子どもの読み書きや語彙得点のいずれも低いという負の相関が検出された（図5）．

「自己犠牲型しつけ」とは，自分を犠牲にして子育てが苦しくてたまらないという子育て負担感が強いと感じているかかわり方である．こういうかかわり方をしている親は，「自分は子どもが生まれてからゆっくり手足を延ばして入浴もできない，電話もできない，なのに，夫は知らん顔で助けてはくれない」と子育てに孤軍奮闘していて，

生活は子ども中心で自分の生活はないと感じている親たちである．高所得層では育児書を読みあさり育児不安になったり，無気力になって育児放棄の寸前に陥っている親が多かった．一方，低所得層では子どもがいるから生活が苦しいと無気力になり子育てを放棄してしまい，ネグレクトに近い状況に陥っていた．社会や行政からの支援が必要なのは，この「自己犠牲型しつけ」に分類された親達であり，支援の方向も所得層に応じて異なる対応が求められると思われる．

## 3．幼児期の読み書きや語彙力は児童期の学力テストに影響する

幼児調査に参加した5歳児を小学1年生の3学期まで追跡し，PISA型学力テストを受けてもらった．子どもたちは小学1年生の3学期に，語彙検査（芝式語彙検査）と国語学力検査（PISA型読解力検査）を受けてもらった．その結果，幼児期の読み書き能力と語彙得点は小学校の国語学力と因果関係があることが明らかになった．

幼児期の家庭の収入は小学1年生の国語学力や語彙力とは無関連だったが，しつけスタイルや保育形態は学力と因果関係が検出された．すなわち幼児期に共有型しつけを受けた子どもの国語学力や語彙力が高く，逆に幼児期に強制型しつけを受けた子どもは国語学力や語彙力が低くなる．また一斉保育で文字指導や計算，体操などを教えられている子どもよりも，自発的な活動や遊びを大切にしている「子ども中心の保育」（自由保育）を受けた子どもの学力が高くなり，語彙得点も高くなる．

親のしつけスタイルのうち共有型しつけ（日本と韓国）のもとで子どもの語彙力や国語学力が高くなり，強制型しつけスタイル（3カ国ともに）のもとで語彙力や国語学力が低くなることが明らかになった．このことから，しつけスタイルは家庭の収入や早期教育への投資額などの経済格差の影響を低減させる，あるいは凌駕することが示唆された．

家庭の収入や早期教育への投資額にかかわらず家族が読書好きであり，幼児期から読み聞かせを行い，子どもとの会話を楽しみ，家族団欒を大切にする家庭の雰囲気のなかで子どもの語彙は豊かになり，論理力を中心とした考える力も育っていくのである．家庭でも，幼稚園・保育所でも，子どもを大人と対等な人格をもつ存在として尊重する雰囲気のなかで子どもの認知発達や社会性の発達が促されるのである．

## 4．しつけスタイルの違いは母子のコミュニケーションにどのように影響するか

共有型と強制型で親子のコミュニケーションがどのような違いがあるかを明らかにするため家庭訪問による観察調査を実施した．調査協力者は首都圏の子育て中の家庭で900万円以上の年収があり，母親は高学歴（大卒か大学院修了者）の専業主婦で，しつけスタイルにおいてのみ異なる30組の母子（男女半々）がブロックパズル課題や絵本の読み聞かせ場面を観察録画した[2]．

共有型しつけをする親は子どもに考える余地を与えるような「洗練コード」（elaborated code）で語りかけ，3H（子どもをほめたり，はげましたり，視点をひろげるなど）のことばかけによる情緒的サポートが与えられていた．一方，強制型しつけの親は禁止や命令が多く，「制限コード」（restricted code）で大人の思い通りに子どもを動かそうとする．また情緒的サポートは与えず，3Hのことばかけも皆無であった．

共有型しつけでは，母親は子どもに考える余地を与えるような援助的なサポートを与えていた．母親は子どもに敏感で，子どもの様子をみながら絵本を読み進めていく．パズルブロック課題を解決しているときには，母親は子どもを見守り，子どもが困ったときだけヒントや足場をかけてあげた．どちらの場面でも自分から話しかけるのではなく，子どもの発話や行動に共感的に応じていたのである．この母親のかかわり方に対応して子どもは主体的に探索したり，自分で考え工夫してなんとか解決策を探しだし自力で解決しようとしていた．子どもは自分自身でやり遂げられたという達成感や満足感を味わっているようであった．このような体験が蓄積されるうちに，子どもの社会的自律性や自律的思考力が育まれていくのであろう．

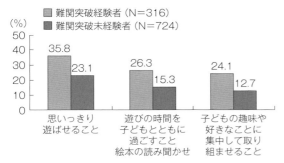

図 6 対数線形分析結果（内田，2017[3,4]）
難関校突破経験者は子ども時代によく遊んだ（絵本の読み聞かせ習慣も⇒読書好き）．

## 5．「子ども中心の保育」と「共有型しつけ」のススメ

共有型しつけで育った子どもと強制型しつけで育った子どもはどんな大人になるであろうか．乳幼児期のしつけは成人期での社会的成功を約束するであろうか．この疑問を解くため，東京都内で23〜28歳までの成人の子どもを2〜3人育てた家庭2,000世帯を抽出して，親は子どもが乳幼児期〜児童期に何に配慮して子育てしたか，ウェブ調査を実施した[3,4,6]．

受験偏差値68以上の難関大学・学部を卒業して難関試験（司法試験や国家公務員試験，調査官試験，医師国家試験など）を突破した子どもをもつ親は「子どもと一緒に遊び，子どもの趣味や好きなことに集中して取り組ませた」と回答した．また絵本の読み聞かせも十分に行っていた（図6）．また，どのように子どもに接していたかを尋ねると，子どもとの触れ合いを大切に親子で楽しい経験を共有する「共有型しつけ」をした親が多かったのである．

では，どうして子ども主体性を尊重する子ども中心の保育や乳幼児期のしつけが大人になるまで影響を与えるのであろうか．保育者や親が子どもの自発性・内発性を大切にして，子どもが熱中して遊ぶのを認め，「面白そうだね」と共感し，3つのH（ほめる・はげます・ひろげる）のことばをかける．大好きな親にほめられると嬉しさや達成感は倍加する．小さな成功経験を積み重ねるうちに，自信や自尊心が育まれる．難題に直面しても「自分は今度もきっと乗り越えられる」という気持ちがわきあがり，レジリエンス（ストレスを克服する精神的回復力）や挑戦力もわいてくるのであろう．

以上から子どもの学力格差の原因は経済格差ではなく，大人の養育や保育の仕方にあることが検証された．子どもの主体性を大切にする育て方や保育の仕方が子どもの自律的思考力や拡散的思考力（PISA型学力基盤力）を育み，学習意欲を育てる鍵になるのである．子どもの主体性を大切にして保育や子育てに取り組みたい．そのとき，忘れてはならないのは次の3点である．

第1に活動の主体・主人公は子どもである．第2に大人（保育者も親も）は活動が生まれ展開しやすいように意図をもって環境を構成する．第3に活動を豊かにすることは，いろいろなことをできるようにすることと同じではない．

重要なのは，活動の過程で乳幼児自身がどれだけ遊び，充実感や満足感を得ているかであり，活動の結果どれだけのことができるようになったか，何ができたかだけをとらえてはならない．なぜなら活動の過程が意欲や態度を育み，生きる力の基礎を培っていくからである[6,7,9]．

家庭では共有型しつけを，保育形態は「子ども中心の保育」で，子どもの主体的な遊びを大切にしていただきたい．五官を働かせる遊びを通して，子ども自身が自律的に考え，判断し，工夫する力が発揮され，探究心が育まれる．こうして子どもは新学習指導要領の目玉として掲げられた「能動的な学び手」へと成長していけるのである．

## 文　献

1) 刈谷剛彦：朝日新聞（2010年7月28日）の学芸欄のコメント．2010.
2) 内田伸子，浜野　隆：世界の子育て格差―貧困は超えられるか―．金子書房，2012.
3) 内田伸子：発達の心理―ことばの獲得と学び―．サイエンス社，2017.
4) 内田伸子：子どもの見ている世界―誕生から6歳までの「子育て・親育ち」―．春秋社，2017.
5) 杉原　隆，河邉貴子編著：幼児期における運動発達と運動遊びの指導．ミネルヴァ書房，2014.
6) 内田伸子（1988）：まごころの保育―堀合文子のことばと実践に学ぶ―．小学館，1998.

7) 倉橋惣三著, 津守 真, 森上史朗編：育ての心（上）（下）. フレーベル館, 2008.

8) 刈谷剛彦：米国の子ども中心教育の失敗を日本で繰り返すな. 論座, 11 月号：108-119, 2001.

9) 倉橋惣三：幼稚園真諦. 倉橋文庫, フレーベル館, 2008.

10) 内田伸子：子育てに「もう遅い」はありません. 冨山房インターーナショナル, 2014.

11) 内田伸子, 津金美智子, 大金伸光ほか：乳幼児の論理的思考の発達に関する研究—自発的活動としての遊びを通して論理的思考力が育まれる—. 保育科学研究, 5：131-139, 2014.

**特　集**　発育発達と多様性・格差

# 日本と中国の多様性・格差を比較する
## ～国際比較の視点で日本の格差を考える～

城所　哲宏[1,2]・鈴木　宏哉[2]

## はじめに

　国内の問題点や課題点を明らかにする際には，国内の対象となる集団に調査を行い，問題点を明らかにするということがよく行われる．このことで自国の現状を把握することができ，解決策を打ち出すなど，具体的な行動に移すことが可能となる．一方で，国際比較の視点から自国の問題点や課題点を考えるということも非常に重要である．他の国と比較することで初めて，国内の現状に気づかされることもある．たとえば海外旅行に行った際に，現地での路上のゴミの多さを体感して初めて，日本の路上の清潔さに気づいたりする．つまり国際比較をすることで，今まで問題とされていなかったことが国内の新たな問題点として浮き彫りとされたり，あるいは重要な問題と思われていたことが実は大した問題でなかったりなど，国内だけで考えていたときとは異なる視点で物事を捉えたりすることができる．

　本稿では日本の多様性・格差に関して，国際比較の視点から論じたい．特に現在，筆者らがかかわっている「日中共同研究（日本スポーツ協会スポーツ医・科学研究）」の取り組みを紹介し，隣国である中華人民共和国（以後，中国）との比較をすることで，日本の格差について考察したい．

---

筆者：1 ）国際基督教大学教養学部保健体育科
　　　2 ）順天堂大学大学院スポーツ健康科学研究科

## 1．日中共同研究について

　日本にとって中国は政治的にも経済的にも切り離せない隣国であり，歴史的にも大きなかかわり合いがある．遺伝的なバックグラウンドも非常に近いことを考えると，両国の差を検証することは日中間の"環境"（社会的・経済的・歴史的・文化的等）の違いが体力等に及ぼす影響を推察できる可能性がある．こうした背景の下，これまで日本スポーツ協会と中国の国家体育総局は，日中両国民の体力特性，生活習慣，経済状況などを比較・検討するプロジェクトを実施している[1-4]．具体的には1986 年に両国の青少年を対象に[1,2]，また2005 年には青少年および高齢者を含む幅広い年齢層を対象に体力測定・アンケート調査を実施し[3]，約20 年間の縦断的な変化の様子を両国で比較・検討している．これらの結果，日中両国ともに青少年の体力低下に加え，全年齢層での体脂肪率の上昇が明らかにされ，特に時代の変化に伴う身体活動量の減少が大きな要因となっていることが推察されている[1-3]．

　加えてこの日中共同研究では，両国の公的統計資料を活用しながら体力および生活習慣の比較研究を行う取り組みも実施している．現在，日中両国ではそれぞれ国民の体力調査を実施しているが，その体力調査には幸いにも類似項目も多く，それぞれの公的調査を活用することである程度比較することが可能な状況にある．そこで昨年度の日中共同研究においては，日中両国の公的統計資料を活用し，二国間の体力特性を比較することを目的にデータ解析を行った[4]．加えて両国におけ

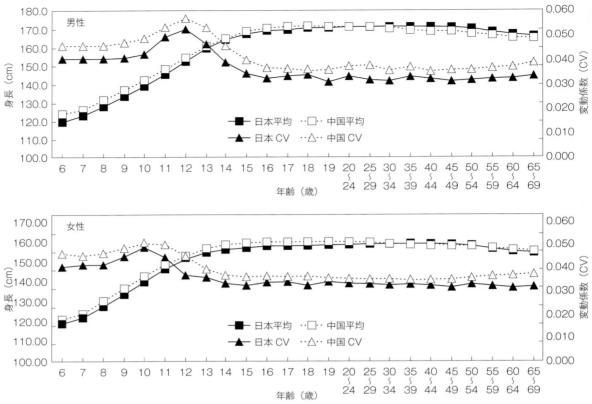

図 1　日本と中国における身長の平均値と変動係数（2014 年データ）
図は 3 点移動平均法を用いて平滑化している．

る最近 14 年間における形態項目および体力項目の変動について検討した[4]．現在，高度経済成長を経て成熟社会となった日本と比べ，中国は最近 10 数年間で経済的にも大きな成長を遂げ，社会環境が激変している．したがって両国における体力項目の変化の傾向を比較することは，社会環境の変化が体力項目に及ぼす影響を考察するうえで大変意義があるものと思われる．

## 2．方　法

### 1）対象とした統計データ

日本では国民の体力・運動能力の現状を明らかにすることを目的に，1964 年より文部科学省（2015 年以降はスポーツ庁）が体力・運動能力調査を毎年実施している．一方，中国では 2000 年に初めて日本と同様な実施形態での国民体質観測が全国規模で実施され，その後およそ 5 年ごとに現在まで実施されている．二国間において体力テストの測定項目や測定方法に多少の違いはあるものの共通した測定項目もあり，ある程度比較可能な状況にある．本稿では 2000 年，2005 年，2010 年および 2014 年における日本の体力・運動能力調査報告書（スポーツ庁），中国は国民体質観測報告（中国教育部，中国体育総局，中国学生体質と健康研究委員会等）の統計データを用い，日中間の体格および体力を比較した．研究方法の詳細に関しては文献を参照されたい[4]．

### 2）分析方法

形態項目として身長および体重，体力項目として握力のデータを用い，6 歳から 69 歳を分析対象とした．なお日本における 6 歳は，小学 1 年生の児童と定義している一方で，中国における 6 歳は満年齢＋12 カ月以内と定義しているため，解釈に注意が必要である．

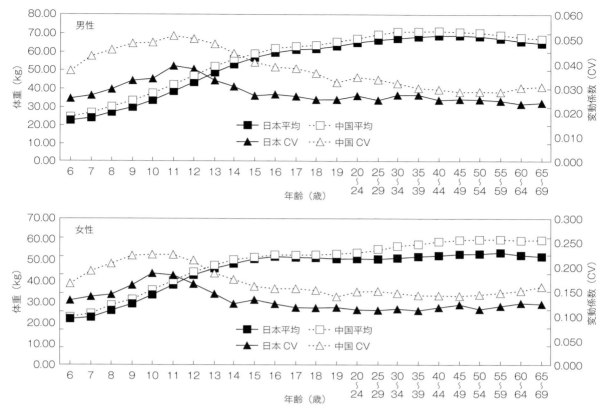

図 2 日本と中国における体重の平均値と変動係数（2014年データ）
図は3点移動平均法を用いて平滑化している．

なお今回の特集テーマである「格差」に関して，両国における「データのバラつき」と読み替えて解析を行った．現実社会では必ずしもそうではないかもしれないが，本稿では「データのバラつきが大きい＝格差が大きい」と解釈している点をあらかじめご容赦いただきたい．データのバラつきの指標としては，変動係数（以後，CV）を用いた．CVが大きいほどデータのバラつきが大きいことを示している．

日本と中国における年齢別の形態項目および体力項目の比較に関して，両国で使用可能な最新データ（2014年）のデータを用い，比較した．性別・測定項目別に平均値およびCVを折れ線グラフで示した．

次に，日本と中国における形態項目および体力項目の年次推移に関して，2000年，2005年，2010年および2014年のデータを用いて検討した．ここでは，データを年代別（10歳，24〜29歳，40〜44歳，65〜69歳）に選定し，両国の各年代における形態項目および体力項目の年次推移を検討した．

## 3．結　果

図1〜3は，日本と中国における体格および体力の平均値とCVを示している．身長に関して，男女ともに18歳未満の子どもにおいては，日本と比べ中国で若干身長が高かった（図1）．一方，25歳以降では，男性では日本が中国の身長を追い越していることが読み取れる（図1）．体重に関して，男女ともにすべての年代において，日本と比べ中国で体重が重いことが示された（図2）．特に25歳以降の女性において，日中間の差が拡大している傾向が示された（図2）．

一方，握力に関しては一部の年齢を除き（男子18歳，19歳），男女ともにすべての年代において，

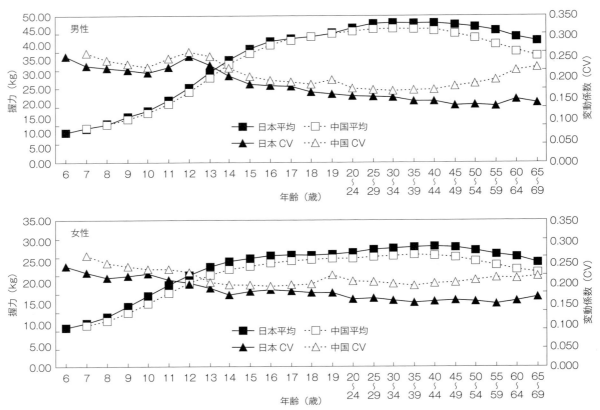

図3 日本と中国における握力の平均値と変動係数（2014年データ）
図は3点移動平均法を用いて平滑化している．

中国と比べ日本で握力が高いことが示された（図3）．

次に，日中間におけるデータのバラつきを比較した．その結果，身長・体重および握力すべての項目において，日本と比べ，中国でCVが高い（≒バラつきが大きい）ことが示された．このことはすべての年代において同様であった．各測定項目における日中間のCVの差を算出した所，身長および握力と比べ，体重においてデータのバラつきに日中間の差が大きいことが示された（身長：CVの平均値の差＝0.004，握力：CVの平均値の差＝0.031，体重：CVの平均値の差＝0.042）．年代別にみると，特に18歳未満の子どもにおいて日中間のCVの差が大きく，子どもにおける体重のバラつきに両国間で顕著な差があることが示された．一方，握力に関しては40歳未満では両国間におけるCVの差に大きな変動はみられなかったが，40歳以降において両国間のCVの差が拡大している（≒格差が広がっている）傾向が認められた．

図4・図5では，日本と中国における身長（図4）と体重（図5）の平均値およびCVの経年変化（2000〜2014年）を示している．日本では2000年から2014年にかけて，身長および体重の平均値に大きな変動がないことが読み取れる．一方，中国では10歳児における身長および体重が2000年から2014年までの14年間において急激に増加していたことが示された．2000年の10歳児に比べ2014年の10歳児において，身長が4.0〜4.1cm，体重が4.3〜5.1kg増加していることが示された．他方，成人以降の身長および体重の値に大きな変動は認められなかった．

CVの経年変化に関して，日中ともに2000年から2014年にかけて大きな変動は認められなかった．しかし日中間の差は顕著であり，日本と比べて中国において，終始，身長および体重のCVが

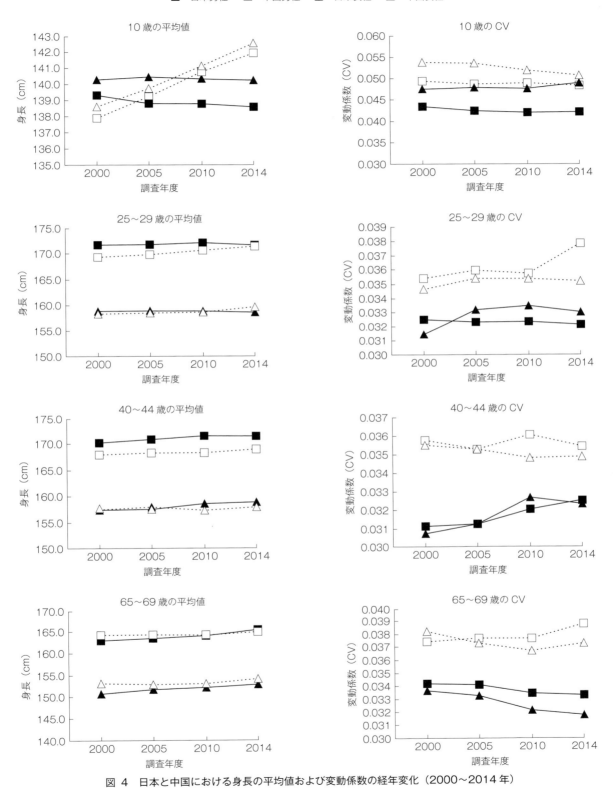

図 4 日本と中国における身長の平均値および変動係数の経年変化（2000〜2014年）

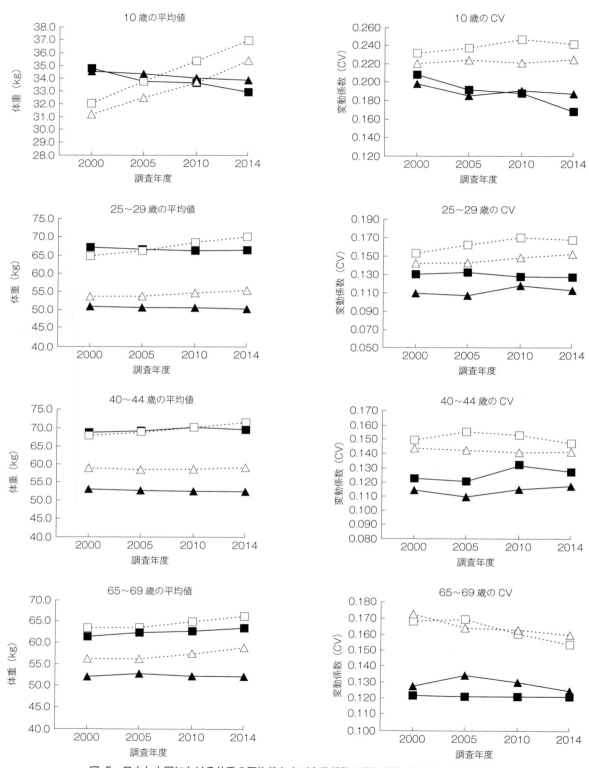

図5 日本と中国における体重の平均値および変動係数の経年変化(2000~2014年)

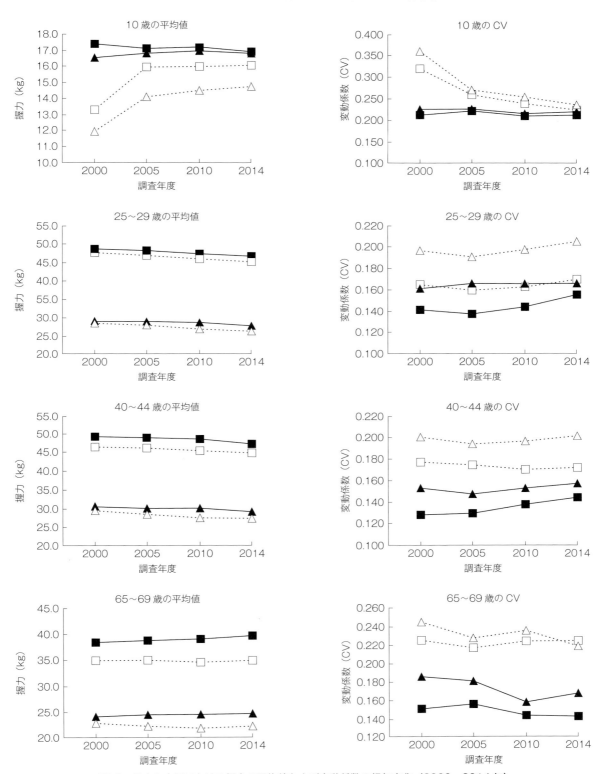

図 6 日本と中国における握力の平均値および変動係数の経年変化（2000〜2014 年）

高い値で推移していた.

図6では日本と中国における握力の平均値およびCVの経年変化（2000～2014年）を示している．日本ではどの年代においても大きな変動は認められなかった．一方，中国では10歳児において，2000年から2005年において握力の増加が認められた．その他の年代では大きな変動は認められなかった．

CVの経年変化に関して，日中ともに2000年から2014年にかけて大きな変動は認められなかったが，日中間の差は顕著であり日本と比べて中国において，終始，握力のCVが高い値で推移していた．

## 4. 考　察

今回の結果より，身長，体重および握力のすべての項目において，日本と比べて中国でデータのバラつきが大きい（≒格差が大きい）ことが明らかになった．中国では特に体重のバラつきが大きく，さらに年代別にみると18歳未満の子どもにおいて，体重の格差が顕著であることが明らかになった．さらに中国における最近14年間の変化の様子を観察すると，子ども（10歳）において形態項目が急激に増加していることが明らかになった．一方で，他の年代（24～29歳，40～44歳，65～69歳）では，形態項目に大きな変化が認められなかった．このことから近年の中国における劇的な社会環境の変化に最も強く影響を受けているのは，「子ども」である可能性が推察された．データのバラつきの年次推移をみても，最近14年間で両国間の差は広がってはいないものの，終始，日本と比べ中国でデータのバラつきが大きかった．これらのことを踏まえると，少なくとも形態項目および握力に関していえば，中国と比べ日本で格差が小さいことを示しており，わが国でより好ましい状況であることを示唆している．もちろん日本においてもさまざまな健康格差の問題が指摘されており[5]，是正されるべきである．しかしなが

ら少なくとも日中共同研究のデータが示していることは，日本の現状は思っているほど悲観的ではなく，中国と比べ形態項目および体力の格差は相対的に小さいということであった．

## おわりに

本稿では日本における格差の問題について，国際比較研究の視点から研究データを紹介し，考察した．日中共同研究より形態項目および体力項目に関して，中国と比べ日本の格差（≒データのバラつき）が少ないことが明らかになった．このように国際比較をすることでわが国の現状を客観的および相対的に把握することが可能になり，国内のなかだけで考えていた場合とは異なる視点で物事を捉えることができる可能性がある．今回実施したデータ解析は既存の公的統計資料を用いた解析であるため，新たに調査を実施せずとも比較的容易に国際比較研究を実施することができる．したがってこのような既存のデータを活用した取り組みが今後より実現することを期待したい．

## 文　献

1) 日本体育協会スポーツ科学委員会：青少年の体力に関する日中共同研究—第1報—. 日本体育協会，1987.
2) 日本体育協会スポーツ科学委員会：青少年の体力に関する日中共同研究—第2報—. 日本体育協会，1988.
3) 日本体育協会スポーツ医・科学専門委員会：国民の体力比較に関する日中共同研究—2005年中日国民体質研究報告（上海・東京）—. 日本体育協会，2008.
4) 日本体育協会スポーツ医・科学専門委員会：国民の体力及び運動・生活習慣に関する日中共同研究—第1報—. 日本体育協会，2018.
5) NHKスペシャル取材班：健康格差—あなたの寿命は社会が決める—. 講談社，2017.

## 特　集　発育発達と多様性・格差

# 子どもの運動・スポーツ実施に及ぼす家庭環境
## ～4-11 歳のスポーツライフに関する調査 2017 より～

武長　理栄

## はじめに

　子どもの育ちは，かつては家庭だけでなく近所の友だちや地域の人々といったさまざまな人のつながりのなかで保障されていた．しかし現代はそのような多様な人々とのつながりが消失し，子どもと保護者の関係性が非常に強くなった社会であるといえる．そのため子どもがどのように育つかは家庭環境，つまりは保護者の養育態度が大きく影響すると考えられる．

　本稿では子どもの運動・スポーツ実施に保護者の運動・スポーツに対する養育態度や意識がどのように影響しているのかを探るため，2017 年「4～11 歳のスポーツライフに関する調査」を二次分析した．

## 1．4～11 歳のスポーツライフに関する調査

　笹川スポーツ財団では幼少年期の子どもを対象とし，体育の授業を除く休み時間や放課後，休日における運動・スポーツ，運動遊びの実施状況に関する全国調査を 2 年ごとに実施している．対象は全国の市区町村に在住する 4 歳から 11 歳の男女 2,400 人であり，調査期間は 2017 年 6～7 月であった．調査方法は訪問留置法による質問紙調査であり，保護者の立会いの下，調査員の聞き取りにより回答を得た．有効回収数は 1,573，回収率は 65.5％であった．子どもの運動・スポーツ実施

筆者：笹川スポーツ財団スポーツ政策研究所

表 1　運動・スポーツ実施頻度群の分類基準

| 実施頻度群 | 基　準 |
|---|---|
| 非実施群 | 非実施（0 回/年） |
| 低頻度群 | 年 1 回以上週 3 回未満（1～155 回/年） |
| 中頻度群 | 週 3 回以上週 7 回未満（156～363 回/年） |
| 高頻度群 | 週 7 回以上（364 回以上/年） |

状況やスポーツクラブへの加入状況，運動・スポーツの好き嫌いのほか，保護者を対象に親子での運動・スポーツ，運動遊びの実施状況，運動・スポーツに対する有能感，子どもの生活や運動・遊びに関する養育態度などについてたずねた．保護者対象の項目については，回答者の 8 割は母親であった．

## 2．幼少年期の子どもの運動・スポーツ実施状況

　4～11 歳の子どもたちがどのくらいの頻度で運動やスポーツを行っているのかを把握するため，過去 1 年間によく行った運動・スポーツ，運動遊びを最大 5 つまであげてもらい，それぞれの種目の実施回数をたずねた．これらの回数を足し合わせ年間の実施頻度を算出し，表 1 に示した基準に基づき非実施群，低頻度群，中頻度群，高頻度群の 4 つのグループに分類した．

　全体では，運動・スポーツ，運動遊びを週 7 回以上行っている高頻度群が 47.5％と半数近くを占め，週 3 回以上週 7 回未満の中頻度群が 32.4％，年 1 回以上週 3 回未満の低頻度群が 18.1％，1 年間にまったく行わなかった非実施群

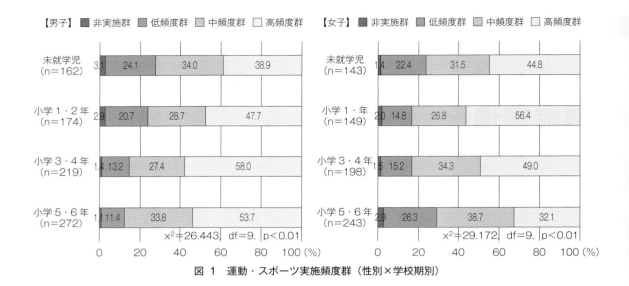

図1 運動・スポーツ実施頻度群（性別×学校期別）

表2 家族と運動・スポーツ・運動遊びをしているか（学校期別・実施頻度群×性別）

(%)

|  |  | よく している | 時々 している | ほとんど していない | まったく していない | している（よくしている＋時々している） |  |
|---|---|---|---|---|---|---|---|
| 学校期別 | 男子 未就学児 (n=162) | 19.8 | 54.9 | 21.0 | 4.3 | 74.7 | $\chi^2$=30.344 df=9 p<0.001 |
|  | 小学1・2年 (n=174) | 13.8 | 59.2 | 19.0 | 8.0 | 73.0 |  |
|  | 小学3・4年 (n=218) | 14.2 | 51.4 | 28.0 | 6.4 | 65.6 |  |
|  | 小学5・6年 (n=272) | 17.3 | 40.1 | 29.0 | 13.6 | 57.4 |  |
|  | 女子 未就学児 (n=143) | 11.9 | 49.0 | 31.5 | 7.7 | 60.8 | $\chi^2$=26.219 df=9 p<0.01 |
|  | 小学1・2年 (n=149) | 15.4 | 45.6 | 28.9 | 10.1 | 61.1 |  |
|  | 小学3・4年 (n=197) | 7.1 | 42.1 | 41.6 | 9.1 | 49.2 |  |
|  | 小学5・6年 (n=242) | 7.0 | 36.4 | 40.5 | 16.1 | 43.4 |  |
| 頻度群別 | 男子 非実施群 (n=16) | 0.0 | 31.3 | 50.0 | 18.8 | 31.3 | $\chi^2$=26.976 df=9 p<0.01 |
|  | 低頻度群 (n=136) | 9.6 | 46.3 | 32.4 | 11.8 | 55.9 |  |
|  | 中頻度群 (n=261) | 16.9 | 47.9 | 24.5 | 10.7 | 64.8 |  |
|  | 高頻度群 (n=424) | 18.9 | 53.1 | 21.9 | 6.1 | 71.9 |  |
|  | 女子 非実施群 (n=15) | 0.0 | 40.0 | 33.3 | 26.7 | 40.0 | $\chi^2$=40.497 df=9 p<0.001 |
|  | 低頻度群 (n=149) | 3.4 | 32.9 | 47.7 | 16.1 | 36.2 |  |
|  | 中頻度群 (n=247) | 7.7 | 48.2 | 31.2 | 13.0 | 55.9 |  |
|  | 高頻度群 (n=322) | 14.6 | 42.2 | 36.0 | 7.1 | 56.8 |  |

は2.0％であった．

図1に性別・学校期別にみた運動・スポーツ実施頻度群を示した．学校期別にみると高頻度群は未就学児では男子38.9％，女子44.8％，小学1・2年では男子47.7％，女子56.4％と女子が男子を上回る．しかし，小学3・4年では男女の高頻度群の割合は逆転し，男子では6割近くまで増加する一方で，女子では49.0％と減少し始める．小学5・6年では男子は高頻度群が半数を占めるが，女子では3割程度となる．

## 3．子どもの運動・スポーツ実施頻度群別にみる保護者の養育態度

表2に家族での運動・スポーツ・運動遊びの実施状況を示した．学校期別・性別にみると「して

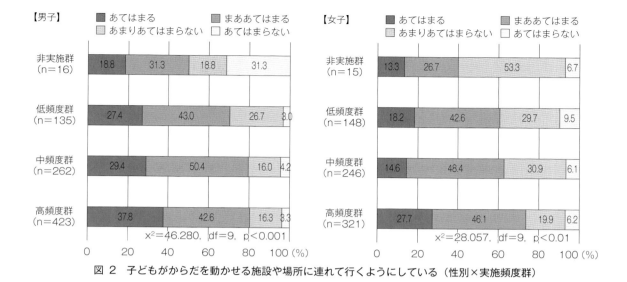

図2 子どもがからだを動かせる施設や場所に連れて行くようにしている（性別×実施頻度群）

いる（よくしている＋時々している）」は，未就学児では男子74.7％，女子60.8％に対して，小学5・6年では男子57.4％，女子43.4％と，男女ともに学校期が進むにつれて家族と運動やスポーツ，運動遊びをする割合は低くなる．また男女差をみると，いずれの学年区分でも女子の実施率は男子よりも10ポイント以上低く，幼児の時点ですでに差がみられている．

運動・スポーツ実施頻度群別・性別にみると，男女ともに高頻度のグループほど「している（よくしている＋時々している）」の割合も高くなる．普段，運動・スポーツをよく行っている子どもほど，家族とも運動・スポーツをよく行っているといえる．

また保護者を対象に，子どもがからだを動かせる施設や場所へ連れて行くようにしているかどうかをたずねた．「あてはまる」「まああてはまる」と回答した保護者は全体では72.8％であり，保護者の多くは子どもに運動・スポーツ・運動遊びの機会を与えていることがわかる．この結果を性別・実施頻度群別にみたものを図2に示した．「あてはまる」＋「まああてはまる」は非実施群では男子50.1％，女子40.0％にとどまるのに対し，高頻度群では男子80.4％，女子73.8％と，男女ともに運動・スポーツをよく行っている子どもの保護者ほど，からだを動かせる施設や場所に連れて行くようにしていると回答している．

「あてはまる」の回答のみに着目すると，男女で違いが大きいことも特徴的である．男女差は非実施群で5.5ポイント，低頻度群で9.2ポイント，中頻度群で14.8ポイント，高頻度群で10.1ポイントであり，いずれの頻度群も男子が女子を上回っている．

## 4．保護者の運動・スポーツに対する有能感・意識

保護者の運動・スポーツ・運動遊びに関する養育態度に違いが生まれる背景を探るべく，運動・スポーツに対する有能感や意識に着目した．表3に保護者を対象とし運動・スポーツが得意かどうか，また子どもと一緒にからだを動かして遊んだり，運動・スポーツをしたりすることは好きかどうかをたずねた結果を示した．

運動・スポーツが得意かどうかについては，「どちらかというと不得意」が最も多く39.9％，次いで「どちらかというと得意」38.2％，「得意」12.3％，「不得意」9.6％であった．また，子どもと一緒にからだを動かして遊んだり，運動・スポーツをしたりすることは好きかどうかについては，「どちらかというと好き」が48.7％と最も多く，次いで「好き」25.0％，「どちらかというと嫌い」23.6％，「嫌い」が2.7％であった．保護者（主に母親）の半数は運動・スポーツが不得意と感じているが，

表 3　保護者の有能感と運動・スポーツの好き嫌い

| 保護者対象 | | % |
|---|---|---|
| （保護者自身は）運動・スポーツが得意ですか | 得意（n=193） | 12.3 |
| | どちらかというと得意（n=599） | 38.2 |
| | どちらかというと不得意（n=626） | 39.9 |
| | 不得意（n=151） | 9.6 |
| 子どもと一緒にからだを動かして遊んだり，運動・スポーツをしたりすることは好きですか | 好き（n=392） | 25.0 |
| | どちらかというと好き（n=765） | 48.7 |
| | どちらかというと嫌い（n=371） | 23.6 |
| | 嫌い（n=42） | 2.7 |

表 4　保護者タイプの分類（全体・父母別）

(%)

| | 得意・好き | 不得意・好き | 不得意・嫌い | 得意・嫌い |
|---|---|---|---|---|
| 全体（n=1569） | 47.2 | 26.6 | 22.9 | 3.3 |
| 父親（n=226） | 67.7 | 18.1 | 11.1 | 3.1 |
| 母親（n=1313） | 43.8 | 28.5 | 24.5 | 3.2 |

注1）得意・不得意：「得意」「どちらかというと得意」と回答した者を『得意』，「どちらかというと不得意」「不得意」と回答した者を『不得意』と分類した

注2）好き・嫌い：「好き」「どちらかというと好き」と回答した者を『好き』，「どちらかというときらい」「きらい」と回答した者を『嫌い』と分類した

7割は子どもとからだを動かすことは好きであるとわかる．

このような運動・スポーツに対する有能感や意識についての回答から，保護者を4つのタイプに分類した（表4）．全体では「得意・好き」47.2％，「不得意・好き」26.6％，「不得意・嫌い」22.9％，「得意・嫌い」3.3％であった．父母別にみると，「得意・好き」は父親では67.7％であるのに対し，母親では43.8％と20ポイント以上の差がみられる．一方で，「不得意・好き」は父親18.1％に対し，母親は28.5％と母親の方が10ポイント上回る．また，母親の3割近くが「不得意・嫌い」「得意・嫌い」に属している．

## 5．子どもの運動・スポーツと保護者の運動・スポーツに対する有能感・意識

図3に子どもの運動・スポーツ実施頻度群別にみた保護者タイプの割合を示した．実施頻度群と保護者のタイプとの関連が顕著なのは男子であり，「得意・好き」タイプは非実施群6.3％，低頻度群42.2％，中頻度群49.2％，高頻度群53.1％と，運動・スポーツをよく行っている子どもほど，

保護者の「得意・好き」タイプの割合が高いことがわかる．一方，「不得意・嫌い」タイプは非実施群43.8％，低頻度群23.0％，中頻度群20.6％，高頻度群16.7％と，実施頻度が高くなるほど「不得意・嫌い」タイプの割合は低くなる．

「得意・好き」タイプと自身は運動・スポーツが得意ではないが，子どもと運動するのは好きだと思っている保護者「不得意・好き」タイプを合わせると，非実施群では56.3％に対し，高頻度群は80.9％であった．男子の場合，より高頻度で運動・スポーツをしている子どもほど，その保護者の多くは運動・スポーツが好きであるといえる．

図4に「子どもがからだを動かせる施設や場所に連れて行くようにしているかどうか」を保護者タイプ別に示した．「あてはまる」と回答した者は，男女ともに「得意・好き」タイプが最も多く，次いで「不得意・好き」「不得意・嫌い」「得意・嫌い」の順であった．しかし，女子では「まああてはまる」の回答も合わせると「不得意・好き」タイプが最も多く，保護者自身の運動・スポーツが得意という有能感だけではなく，不得意であっても子どもとからだを動かすことが好きという意識も重要であると考えられる．

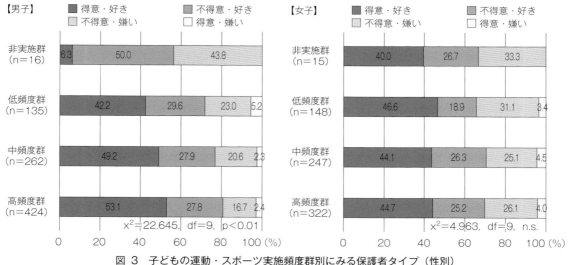

図3 子どもの運動・スポーツ実施頻度群別にみる保護者タイプ（性別）

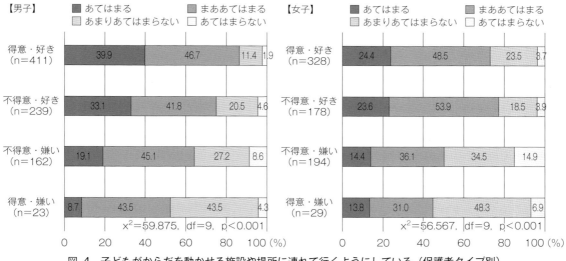

図4 子どもがからだを動かせる施設や場所に連れて行くようにしている（保護者タイプ別）

そこで保護者と子どもの運動・スポーツ好き嫌いの関連として，表5に子どもの運動・スポーツの好き嫌いについての回答を保護者タイプ別に示した．「得意・好き」「不得意・好き」タイプでは，9割以上の子どもが「好き（好き＋どちらかというと好き）」と回答したのに対し，「不得意・嫌い」タイプでは79.6％であった．保護者が子どもとからだを動かして遊ぶことや運動・スポーツが好きな場合，子どもも運動・スポーツが好きだと感じる割合が高いことがわかる．

## 6．まとめ

スポーツ庁ではスポーツ基本計画のなかで，スポーツが「嫌い」「やや嫌い」である中学生を半減させること，子どもの体力を1985年頃の水準まで引き上げることを目標として掲げている[1]．課題として，中学生女子の運動が嫌いな割合が2割以上であること，運動習慣の二極化がみられることが示されている．

運動が好きになるためには幼少年期の豊かな運動経験が必要であり，子どもが夢中になって遊ぶ

表 5 　保護者タイプ別にみる子どもの運動・スポーツの好き嫌い

(%)

| | | 子どもの運動・スポーツの好き嫌い | | | | | |
|---|---|---|---|---|---|---|---|
| | | 好き | どちらかと<br>いうと好き | どちらかと<br>いうと嫌い | 嫌い | 好き<br>（好き＋どちらかというと好き） | |
| 保護者<br>タイプ | 得意・好き（n=740） | 72.3 | 20.3 | 6.6 | 0.8 | 92.6 | χ²=71.095<br>df=9<br>p<0.001 |
| | 不得意・好き（n=417） | 65.2 | 25.9 | 7.7 | 1.2 | 91.1 | |
| | 得意・嫌い（n=52） | 48.1 | 36.5 | 13.5 | 1.9 | 84.6 | |
| | 不得意・嫌い（n=358） | 52.0 | 27.7 | 16.2 | 4.2 | 79.6 | |

経験（遊びこむ活動）が重要となろう．しかし具体的施策をみると家庭へのアプローチは少なく，子どもにとって基本となる親子での運動・遊びの重要性を保護者に伝える取り組みが求められる．保護者の養育態度や運動・スポーツの有能感・意識は子どもの運動・スポーツ実施のみならず，運動・スポーツが好き，嫌いといった意識にも影響を与えている．また女子よりも男子のほうが親子での運動・スポーツや，保護者が運動施設へ連れて行く機会が多く，保護者の養育態度にも男女に違いがみられる．

現代においては子どもだけで自由に遊ぶ機会はほとんどなくなってしまっており，保護者は親子での遊びや，親同士のつながりを通じた子どもの遊びの機会をできる限りつくる努力をしていく必要がある．そのためにも地域の子育て支援施設やスポーツクラブ，幼稚園・保育所，こども園などにおいても運動遊びの取り組みを充実させ，保護者が遊びや子どもの発達に応じた運動・スポーツのあり方について学んだり，親子で運動・スポーツを好き，楽しいと感じたりできる活動を提供していくことが重要である．

すでに行われている事例として，スポーツ少年団では子どもだけではなく，大人もスポーツや文化的な活動を楽しめるシステムを地域に構築して

いこうという理念のもと，育成母集団という組織をつくっている．実際は，育成母集団の大部分は子どもの送迎や飲み物の準備などの少年団活動の世話や財政支援など，後援会的要素が強いのが現状であり，保護者自身もスポーツを楽しんだり，研修会などの活動を行ったりしている団はわずかであるが[2]，保護者にも運動・スポーツ活動を推進する理念は参考になるだろう．人々のライフスタイルが多様化している現代においては，形式にこだわらないゆるいつながりのなかで，保護者も参加できる子どもの地域スポーツの仕組みがあってもよいかもしれない．このような仕組みを根付かせていくことは，多くの子どもの運動・スポーツの機会の充実にもつながるといえる．

## 文　献

1) スポーツ庁：スポーツ基本計画．2017.
2) 日本体育協会日本スポーツ少年団・笹川スポーツ財団：育成母集団の活動実態調査報告書．p24, 2015.
3) 笹川スポーツ財団：子ども・青少年のスポーツライフ・データ 2017—4〜21 歳のスポーツライフに関する調査報告書—．2017.

特集　発育発達と多様性・格差

# 子どもの体格や運動能力の発育発達におよぼす遺伝の影響

宮本（三上）恵里[1]・熊谷　仁[1,2]・福　典之[1]

## はじめに

　私たちヒトの身体的特徴には個人差が存在する．幼稚園や保育所，小学校，中学校，高校など同じ年齢の子どもが集まる1つのクラスに注目してみても，子どもたちの体格や運動能力には大きな個人差が認められる．それらの個人差に影響を及ぼす要因は，大きく環境要因と遺伝要因に分けることができる．ヒトのさまざまな形質（特性・特徴）の個人差に対して，環境要因と遺伝要因がそれぞれどの程度影響を及ぼしているかということについて多くの研究が行われている．ヒトの形質の遺伝要因について過去50年間に発表された合計2,748本の論文をまとめた研究では，検討された全形質の個人差を生み出す要因の約50％が遺伝要因であることを報告している[1]．この研究では，遺伝要因の影響が12歳から17歳の青年期で最も高く（54％），青年期以降に低下することが示されており（図1），ヒトの様々な形質は成人より子どものほうが遺伝要因の影響を強く受けている可能性がある．

　子どもの体格や運動能力における個人差には，発育発達終了時に到達する体格や運動能力の個人差に加えて，発育発達の速度の個人差も影響を及ぼしていると考えられる．それらのいずれに対しても，環境要因だけではなく遺伝要因が関与していることが示されていることから，子どもの発育発達の多様性に対し，遺伝要因がどのように関与

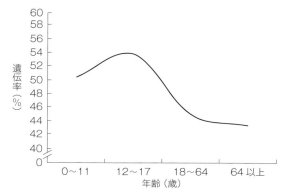

図1　全形質の遺伝率と年齢の関係（Poldermanら，2015[1]より作図）

しているのかを正しく理解することは重要である．本稿では子どもの発育発達の多様性に対する遺伝要因の影響について，特に体格や運動能力に関する研究に着目し解説する．

## 1．体格や運動能力の遺伝率

　ヒトのさまざまな形質の個人差に対して，環境要因と遺伝要因がそれぞれ相対的にどの程度の割合で影響を及ぼしているかを推定した指標として遺伝率というものがある．遺伝率にはさまざまな算出方法があるが，古典的な方法としては遺伝情報が100％一致している一卵性双生児と遺伝情報の一致率が約50％である二卵性双生児を対象として，遺伝率を求めたい形質の一卵性双生児のペア内の相関係数と二卵性双生児のペア内の相関係数の差から求める方法などがある．たとえばある形質の遺伝率が50％であるとすると，その形質の

---

筆者：1）順天堂大学大学院スポーツ健康科学研究科
　　　2）日本学術振興会

ある集団における個人差のうち50%は遺伝要因の個人差により説明することができ，残りの50%は環境要因の個人差によって説明されることを意味する．環境要因は大きく共有環境と非共有環境に分類することができ，家庭環境など双子のペアに対して同じように寄与する環境を共有環境と呼ぶ．一方，双子のペア1人ひとりに対し異なった影響を及ぼす環境を非共有環境と呼ぶ．

発育の指標としてよく用いられる身長は遺伝要因の影響を強く受ける形質の1つである．一般成人を対象とした研究では，身長の遺伝率は約80%であることが報告されており[2]，成人の身長における個人差のうち約80%が遺伝要因により影響を受けていると考えられる．最近，Silventoinenらの研究グループは身長の遺伝率に対する年齢の影響について検討を行い，身長の遺伝率は年齢ごとに異なる可能性を示している[3]．20カ国の合計86,037組の双子を対象とし，1〜19歳までの各年齢時の身長の遺伝率を算出した結果，1歳から19歳のなかで1歳時の遺伝率が最も小さいことを報告している（男子：40%，女子：38%）．その後，遺伝率は2〜5歳の早期幼少期（男子：58%，女子：56%）と6〜8歳の中期幼少期（男子：59%，女子：64%）で増加し，9〜11歳の後期幼少期（男子：73%，女子：69%）および12歳以降の青年期（男子：76%，女子：72%）にはほぼ70%以上となることが示されている．最も高い遺伝率が認められたのは男子の14歳であり，その値は83%であった．女子の最も高い遺伝率は11歳で認められ，その値は77%であった．男女とも高い遺伝率が認められた年齢は二次性徴期のピークであることから，発育発達の速度に対する遺伝要因の影響が強く寄与した可能性を示す．一方，家庭環境等の共有環境の影響は1歳時が最も高く（男子48%，女子49%），幼少期を通して低下し，青年期で20%以下になる．非共有環境は1歳から19歳まで一貫して10%程度であった．

以上のことから1歳から19歳の期間における身長の個人差は，低年齢時ほど環境要因の影響を強く受けていると考えられる．また，身長の変化が大きい思春期のタイミングも遺伝要因の影響を受けることが報告されており，その遺伝率は男子で82%，女子で86%であることが示されてい

る[4]．したがって，各年齢における身長の遺伝率には発育発達の速度の影響も含まれていると考えられる．身長の遺伝率と年齢の関係は逆Jカーブの関係であり，そのカーブの頂点（最も遺伝率が高い点）は男女ともに二次性徴期にあたる．この結果は，前述したPoldermanら[1]の研究において全形質を対象とした場合の遺伝率と年齢の関係ともほぼ一致する．さらに，同研究[3]においてヨーロッパ，北アメリカ・オーストラリア，東アジアの3つの地域別に身長の遺伝率の検討を行った結果，ヨーロッパと比較し，東アジアでは身長の遺伝率が低いことが示されており，身長の個人差に対する環境要因・遺伝要因の影響の大きさには地域差が存在すると考えられる．

筆者らの研究グループは，運動能力に対する遺伝要因の影響を概観するため，運動能力の遺伝率に関する論文についてシステマティックレビューを行った[5]．その結果，持久力に関連する表現型の遺伝率を報告している論文が15本，筋力に関連する表現型の遺伝率を報告している論文が24本抽出された．これらの論文のデータをメタ解析と呼ばれる統計学的手法により統合すると，持久力の指標である体重あたりの最大酸素摂取量の遺伝率は56%であった[6]．一方，筋力，筋パワー，跳躍力の遺伝率は52%であった[7]．筋力の遺伝率に対する年齢の影響を検討した結果，20歳以下は60%，20歳から40歳は50%，40歳以上が43%であり，年齢が低いほど遺伝率が高く20歳以下が最も高い遺伝率を示した．持久力の遺伝率に関する研究は対象者の年齢が偏っており遺伝率と年齢の関連性は認められなかったが，筋力の個人差に関しては成人と比較して子どものほうがより遺伝要因の影響を受けていると考えられる．しかしながらPoldermanら[1]およびSilventoinenら[3]の研究において，後期幼少期・青年期より早期・中期幼少期において遺伝率が低いことを考慮すると，最大酸素摂取量や筋力の遺伝率においても同様の傾向が観察される可能性がある．

## 2．遺伝要因の正体：ゲノム，DNA，遺伝子

体格や運動能力の個人差に影響を及ぼす遺伝要因として，DNA配列の個人差がある．私たちヒ

トの身体はゲノムという設計図をもとに作られている．ゲノムとはある生物の個体を完全な状態に保つために必要な遺伝情報のすべてをさす言葉である．設計図に書かれている情報が異なればそれをもとに作られる建造物も異なるように，ゲノムに含まれている情報が異なるとそれをもとに作られる身体にも違いが生じる．このようなゲノムに含まれている遺伝情報の個人差が身体的特徴の個人差に影響を及ぼしていると考えられる．

　ヒトのゲノムは核に存在する22対の常染色体と1対の性染色体からなる核ゲノムと，ミトコンドリアに存在するミトコンドリアゲノムからなる．これらのゲノム（遺伝情報）がヒトの身体の設計図だとすると，設計図が書かれている紙やインクに相当するのはデオキシリボ核酸（deoxyribonucleic acid：DNA）と呼ばれる物質である．DNAはデオキシリボース（五炭糖），リン酸，および塩基から構成されており，塩基にはアデニン（adenine：A），グアニン（guanine：G），シトシン（cytosine：C），チミン（thymine：T）の4種類が存在する．ヒトのゲノムは約31億のDNA塩基配列からなっている．このDNA塩基配列には遺伝子領域と非遺伝子領域が存在する．DNA塩基配列のなかで，1つのタンパク質の設計情報を担う範囲を遺伝子と呼び，ヒトのゲノムにはタンパク質の設計情報を担う遺伝子が約2万個存在すると考えられている．タンパク質の設計情報を担う遺伝子領域において，4種類の塩基の並び方が重要な意味をもっている．具体的には，3つの塩基の組み合わせが1つのアミノ酸と対応しており，塩基の並び方がタンパク質の設計図として機能している．

　個人間の塩基配列を比較すると，1,000塩基に1カ所以上の割合で異なる塩基配列となっている箇所が存在することが明らかとなっている．このような塩基配列の個人差のうち，集団において1％以上の人が有している比較的ありふれた個人差を多型と呼び，1％未満のまれなものを変異と呼ぶ．多型や変異が遺伝子上に存在すると，その遺伝子をもとに作られるタンパク質の構造や機能に違いが生じる場合がある．このような多型や変異が遺伝情報の個人差であり，ヒトのさまざまな形質の個人差を生み出す遺伝要因の正体である．

## 3．子どもの運動能力と関連する遺伝子多型

　運動能力の個人差に影響を及ぼす遺伝子多型に関する研究はこの20年ほどの間に盛んに行われている．2016年にAhmetovら[8]によって発表されたレビューでは運動能力に影響する遺伝子多型が155個存在することを報告しており，その後も運動能力と関連する遺伝子多型が多数報告されている．一方で，子どもを対象として運動能力の個人差に対する遺伝子多型の影響を検討した研究は非常に少ない．

　Moranら[9]は，11歳から18歳までの10歳代のギリシャ人男女1,027名を対象としてアンジオテンシン変換酵素遺伝子（ACE）に存在する挿入（insertion：I）/欠失（deletion：D）多型と握力，ボール投げ，垂直跳び，40mスプリント走，敏捷性テストなどの体力テストのパフォーマンスとの関連性を検討した．その結果，女子においてACE I/D多型のII型を有するグループがID型もしくはDD型を有するグループと比較して握力と垂直跳びのパフォーマンスが高かったことを報告している．ACE I/D多型は運動能力との関連性で最も注目されている遺伝子多型の1つであり，アスリートや一般成人を対象として多くの研究が行われている．アンジオテンシン変換酵素はアンジオテンシンIをアンジオテンシンIIに変換する酵素であり，循環機能の調節や骨格筋の成長に重要な働きをしている．ACE I/D多型は血中のアンジオテンシン変換酵素の濃度や活性と関連することが知られており，II型＜ID型＜DD型の順に血中の濃度や活性が高いことが報告されている．ヨーロッパ人のアスリートや一般成人を対象とした多くの研究では，II型が持久系運動能力と関連することが示されており，メタ解析においてもII型と持久系運動能力との関連性が確認されている．

　一方で，Moranらが報告した握力や垂直跳びのような筋力や筋パワーなどとの関連性については一致した見解が得られていない．アジア人を対象とした研究では，II型が瞬発系・パワー系の運動能力に関連することが複数の研究で報告されており，ACE I/D多型と運動能力の関連性について年齢や人種の違いによる影響は今後の検討課題であ

る.

αアクチニン3（ACTN3）遺伝子に存在する R577X 多型も ACE I/D 多型と同様に注目されている遺伝子多型の1つである. αアクチニンは骨格筋の Z 膜に存在するタンパクであり，骨格筋の構造維持に重要な役割を果たしている. αアクチニンには，αアクチニン2（ACTN2）と ACTN3 という2つのタイプがあり，ACTN2 はすべての筋線維に存在するが，ACTN3 は速筋線維にのみ存在するという特徴がある. ACTN3 タンパクは 901 個のアミノ酸から構成されるタンパクであるが，ACTN3 遺伝子には，ACTN3 タンパクを構成するアミノ酸のなかで 577 番目に位置するアルギニン（R）を終止コドン（X）に変化させる遺伝子多型（R577X）が存在する. この X 型を有する ACTN3 遺伝子からは ACTN3 タンパクを作ることができない. したがって両親から X 型を受け継いだ XX 型の人の速筋線維は，遅筋線維のように ACTN2 タンパクだけが存在することとなる.

Moran ら[10] は ACE I/D 多型の研究と同じ集団において ACTN3 R577X 多型と体力テストのパフォーマンスの関連性を検討している. その結果，男子において ACTN3 R577X 多型と 40 m スプリント走のタイムとの関連性が認められ，XX 型（6 秒 13），RX 型（6 秒 00），RR 型（5 秒 92）になるにつれて平均タイムが速かったことを報告している. 筆者らの研究グループは，日本人男性陸上競技選手を対象として，短距離種目（100 m と 400 m）の自己ベストタイムと ACTN3 R577X 多型の関連性を検討した[11]. その研究では，RR 型と RX 型の選手（計 16 名）の 100 m の平均自己ベストタイム（10 秒 42）が XX 型の選手（6 名）の平均自己ベストタイム（10 秒 64）より速いという結果が得られた. このなかで 2012 年ロンドンオリンピックの標準記録（10 秒 24）以上の自己ベストタイムを有する選手は全員が RR 型もしくは RX 型であった. 一方で，400 m の自己ベストタイムと ACTN3 遺伝子多型には関連性が認められなかった.

その後，Papadimitriou ら[12] は，ヨーロッパ系とアフリカ系の男性陸上競技選手において短距離種目の自己ベストタイムと ACTN3 R577X 多型の関連性を検討している. その結果，ヨーロッパ系の選手において 200 m の自己ベストタイムと ACTN3 R577X 多型に関連性が認められた. われわれの研究と同様に RR 型（21 秒 19）と RX 型（21 秒 29）の選手の平均自己ベストタイムが XX 型の選手（21 秒 86）と比較して速いという結果であり，ロンドンオリンピックの男子 200 m の標準記録以上の自己ベストタイムを有する選手は全員が RR 型もしくは RX 型であったことを報告している. Papadimitriou らの研究においても 400 m と ACTN3 遺伝子多型には有意な関連性は認められなかった. 以上のことから，ACTN3 R577X 多型は子どもにおいてもトップアスリートにおいても，特に短い距離のスプリント走のパフォーマンスに影響を及ぼすと考えられる.

運動能力のように環境要因と遺伝要因の両方が寄与する形質は多因子性形質と呼ばれ，多因子性形質の遺伝要因には複数の遺伝子が関与し，個々の遺伝子の影響の程度は比較的小さいと考えられている. そこで複数の遺伝子多型の組み合わせと運動能力の関連性が検討されている. 16 歳から 18 歳の台湾人女性 170 名を対象とした研究[13] では ACE I/D 多型と ACTN3 R577X 多型に加えて，成人アスリートにおいて運動能力と関連することが報告されており，ミトコンドリアの機能に影響すると考えられる peroxisome proliferator-activated receptor delta 遺伝子（PPARD）多型および peroxisome proliferator activated receptor gamma coactivator-1α 遺伝子（PPARGC1A）多型の 4 多型と，握力，立ち幅跳び，60 m 走，800 m 走などのパフォーマンスとの関連性を検討している. その結果，PPARGC1A 多型を除いた 3 多型の組み合わせが握力と関連することを報告している. この他にも，ロシア人の子どもを対象とした研究[14] において複数の遺伝子多型と体力テストのパフォーマンスとの関連性が検討されているが，一貫した結論は得られていない.

以上のように運動能力に影響する遺伝要因の中身が少しずつ明らかになってきてはいるものの，この分野の研究は未だ発展途上である. 特に子どもを対象とした研究は少なく，子どもの運動能力の個人差に影響を及ぼす遺伝要因の中身について結論を導くのは難しいのが現状である.

## おわりに

　ヒトの形質の遺伝率に関する研究の結果から，特に後期幼少期や青年期は遺伝要因の影響を強く受けていると考えられる．研究の観点からは，子どもを対象として遺伝要因に関する研究を行う場合には特に倫理的な配慮が必要であるが，この時期に遺伝要因の検討を行うことにより，これまでの成人を対象とした研究では明らかとなっていないヒトのさまざまな身体的特徴における遺伝的背景の理解が進む可能性がある．

　過去50年間で日本人の平均身長は男女とも約10 cm 高くなった．上述したように身長は遺伝要因の影響を強く受けているが，この50年間で遺伝情報が大きく変化することはないことを考えると環境要因の重要性はいうまでもない．特に発育発達期における食習慣や運動習慣などの環境要因は，その時期だけでなく発育発達後の体格や運動能力に対しても重要な役割を果たす．したがって，遺伝要因によりさまざまな身体的特徴の個人差がみられやすい時期ではあるものの，それらにとらわれず子どもたちに対して適切な環境を提供しつづけることが重要である．

## 文　献

1) Polderman TJ, Benyamin B, de Leeuw, CA, et al.：Meta-analysis of the heritability of human traits based on fifty years of twin studies. Nat Genet, 47：702-709, 2015.

2) Silventoinen K, Sammalisto S, Perola M, et al.：Heritability of adult body height：a comparative study of twin cohorts in eight countries. Twin Res, 6：399-408, 2003.

3) Jelenkovic A, Sund R, Hur Y, et al.：Genetic and environmental influences on height from infancy to early adulthood：an individual-based pooled analysis of 45 twin cohorts. Sci Rep, 6：28496, 2016.

4) Wehkalampi K, Silventoinen K, Kaprio J, et al.：Genetic and environmental influences on pubertal timing assessed by height growth. Am J Hum Biol, 20：417-423, 2008.

5) 村上晴香，膳法浩史，宮本（三上）恵里ほか：運動能力・運動行動の遺伝率．体力科学，65：277-286，2016.

6) Miyamoto-Mikami E, Zempo H, Fuku N, et al.：Heritability estimates of endurance-related phenotypes：a systematic review and meta-analysis. Scand J Med Sci Sports, 28：834-845, 2018.

7) Zempo H, Miyamoto-Mikami E, Kikuchi N, et al.：Heritability estimates of muscle strength-related phenotypes：a systematic review and meta-analysis. Scand J Med Sci Sports, 27：1537-1546, 2017.

8) Ahmetov II, Egorova ES Gabdrakhmanova LJ, et al.：Genes and athletic performance：an update, vol 61, pp41-54. In：Posthumus M, Collins M, eds., Genetics and Sports, ed 2, revised, extended. Med Sport Sci, Karger, 2016.

9) Moran CN, Vassilopoulos C, Tsiokanos A, et al.：The associations of ACE polymorphisms with physical and skill parameters in adolescents. Eur J Hum Genet, 14：332-339, 2006.

10) Moran CN, Yang N, Bailey MES, et al.：Association analysis of the ACTN3 R577X polymorphism and complex quantitative body composition and performance phenotypes in adolescent Greeks. Eur J Hum Genet, 15：88-93, 2007.

11) Mikami E, Fuku N, Murakami H, et al.：ACTN3 R577X genotype is associated with sprinting in elite Japanese athletes. Int J Sports Med, 35：172-177, 2014.

12) Papadimitriou ID, Lucia A, Pitsiladis YP, et al.：ACTN3 R577X and ACE I/D gene variants influence performance in elite sprinters：a multi-cohort study. BMC Genomics, 17：285, 2016.

13) Chiu LL, Chen TW, Hsieh SS, et al.：ACE I/D, ACTN3 R577X, PPARD T294C and PPARGC1A Gly482Ser polymorphisms and physical fitness in Taiwanese late adolescent girls. J Physiol Sci, 62：115-121, 2012.

14) Ahmetov II, Gavrilov DN, Astratenkova IV, et al.：The association of ACE, ACTN3 and PPARA gene variants with strength phenotypes in middle school-age children. J Physiol Sci, 63：79-85, 2013.

連載 遊びの世界 39

# 大人も遊びを

早川健太郎

　江戸時代中期に生まれた代表的育児書「小児必用養育草」[1]の名の由来は,「小児を芽児といひ,また嫩蘂嬌花といひて,草木の初て萌出,花の初めてほころぶるにたとへはべれば,そだてざらめや（小児のことを芽児,あるいは嫩蘂嬌花といって,草木が芽生え,開花するのにたとえ,注意深く育てるべきである）」という思いを込めて付けられている.そしてこの本のなかで「児子をして破魔弓を持ちてかけ廻り,かけ走らしむれば,熱ももれ病なく,歩行健ならしむるの意なるべし（破魔矢をもって駆け回り,走り回れば,熱を発散して病もなく,足腰も強くなるようにとのことである.）」と,子どもの運動遊びの必要性も記述されている.また1972年に書かれた「健康を求めて―幼児期―」[2]には子どもの健康について「丈夫に育てるために」は「電車では坐らせようとするな」や「外に出てよその子とあそばせよ」などの項目をあげ,身体を動かすことの重要性を解説している.これらの背景には子どもたちに「健やかに」[1]「人間らしい頭の働きを持った子ども」[2]になって欲しいと記述されている.つまり遊びは,身体を育むことが中心に考えられてきた.半沢の調査[3]によれば,明治,大正,昭和22年までと昭和22年以降における子どもの遊び方において,遊ぶ人数には4つの時代とも「5人以内」が最も多く50～60％を占め,あまり変化していないようである.また遊び時間も「1～2時間以内」が多く40～50％を占め,「ほとんどしない～30分未満」は5～8％であり,こちらもあまり変化していない.
　しかし平成になってからは,子どもの人口減少から1人で遊ぶ子どもが増えていること,遊ぶ時間も「1～2時間以内」は22％,「ほとんどしない～30分未満」は35％であるなど運動不足の生活と動くことを嫌う幼児の増加が報告されている[4].
　これらを含む3間（遊ぶ仲間・遊ぶ時間・遊ぶ空間）の減少が取り上げられ,子どもの身体を育む「遊び」についての研究が多くなされている.子どもたちが遊びで育む身体と心は大変に重要である.
　しかし,Brownは「New York Times Magazineで「Talking Play Seriously」の特集が組まれたとき,その表紙に子どもしか映ってない」[5]ことを取り上げ,子どものみならず大人も「遊び」が重要であり,「遊び」が人生を豊かにすると述べている.詳しくは彼の著書「遊びスイッチ,オン！」[6]に記述されているが,確かに遊びによって子どもも大人も満足感・達成感や想像力などを満たすように思われる.Schiller[7]は「人間はその完全な意味において,人間であるところにおいてのみ,遊技するものである.そして彼は,唯だ彼が遊戯するところにおいてのみ,全然に人間である」と述べていることから,「遊び」は子どもに特化して必要なものであるだけでなく,大人にとっても重要であろう.近年の労働者における健康問題として,心の問題が多く取り上げられる背景には大人の「遊び」が不足しているのかもしれない.
　先日,とある公園の前を通ったとき,親子がジャングルジムで楽しそうに遊んでいる姿を見かけ,私も子どもが小さかったころは,よく公園に遊びに出かけた.それ自体が楽しく童心にかえって遊んでいた記憶がある.さらに子どもがわらべ歌などを保育所で覚えてくると,一緒に歌いながら記憶をたどって思い出し,よくも覚えているもんだと自分に感心しながら歌ったりもした.また夏の

---

筆者：名古屋経営短期大学子ども学科

暑い時期に，涼しくなった宵のころ，子どもたちを連れて近所を散歩しながら，ビデオを借りに行ったり買い物したりした．車で行ってしまえばものの数分で着くところを子どもたちと雑草を見たり，辺りの晩御飯のにおいを嗅いでおかずを想像したり，空を見上げ一番星を見つけたりと数十分かけて行ったりした．この時間は私にとって，日常であるけれども日常ではないゆっくりとした時間に感じられた．子どもの時間に合わせることがこんなにもゆっくりできるのかと感じたのを覚えている．これらはすべて私にとって「遊び」だったのかもしれない．

私が生まれ育った愛知県の東三河地方にある人口約37万人の豊橋市は，おおむね平坦で南は太平洋，西は三河湾に面した自然豊かな温暖な気候に恵まれた町である[8]．ここに伝わる，泣いた子どもを泣き止ますときに，母親がおどけて歌うわらべ歌[9]がある．

　　今　泣いた子は　どーこの子
　　たんぼの　筍
　　また出て　笑った

この歌が歌われている情景を思い浮かべると，なんとゆっくりとほのぼのとした時間が流れていることかと感心する．さらに，母親がおどけて歌う「遊び」があるからこそ子どもが泣き止むのであろう．子どもたちと過ごす遊びの時間は子どもたちにとっても重要であるが，大人にとっても貴重な時間である．子どもたちはあっという間に大きくなってしまう．大人の「遊び」と聞かれると，スポーツをすること，スポーツを見ることや女子会，ショッピングなどがあげられ，子どもと「遊ぶ」と聞かれると，キャッチボールやゲームなどを想像するが，これらに加え，ゆっくりとした時間のなかで子どもと一緒に見たり感じたりする遊びの時間を，先述の3間に加え4番目の間（ゆとり）[10]をもつことが子どもにも大人にも重要であると考える．

最後に豊橋の子守歌[11]を紹介したいと思う．

ねんねんころりよ　おころりよ
坊やはよい子だ　ねんねしな
ねんねんころりよ　おころりよ
早くおねんね　よい子だよ
ねんねんころりよ　おころりよ
泣くと山から　虎が来る
ねんねんころりよ　おころりよ
泣くと長持　しょわせるぞ
ねんねんころりよ　おころりよ
泣くとおかめが　取って行く
ねんねんころりよ　おころりよ
泣くとおこもに　くれてやる

## 文　献

1) 香月牛山原著，中村節子翻刻・訳注：小児必用養育草—よみがえる育児の名著—．農山漁村文化協会，2016.
2) 小野三嗣：健康を求めて—幼児期—．不昧堂出版，1972.
3) 半沢敏郎：童遊文化史 第1巻，考現に基づく考証的研究．東京書籍，1980.
4) 穐丸武臣，花井忠征編著：幼児の楽しい運動遊びと身体表現—めざせガキ大将—．圭文社，2010.
5) Stuart Brown：Play is more than fun. 2008. https://www.ted.com/talks/stuart_brown_says_play_is_more_than_fun_it_s_vital（参照日：2018年5月23日）.
6) Brown SL, Vaughan CC 著，芳賀靖史監訳：遊びスイッチ，オン！—脳を活性化させ，そうぞう力を育む「遊び」の効果—．バベルプレス，2013.
7) Schiller F 著，小栗孝則訳：人間の美的教育について．小石川書房，1949.
8) 豊橋市 HP：http://www.city.toyohashi.lg.jp（参照日：2018年6月20日）.
9) 伊藤貞子：郷土童謡集—三河—．木馬書房，1938.
10) 原田碩三編著：子ども健康学．みらい，2004.
11) 服部勇次：愛知わらべ歌全集4790曲集—抜粋—豊橋のわらべ歌100曲集．服部勇次音楽研究所，2002.

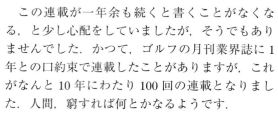

連載 **身体組成研究備忘録 7**

## 加齢による肺の残気量の変化
～筆者の事例研究～

北川　薫

　この連載が一年余も続くと書くことがなくなる，と少し心配をしていましたが，そうでもありませんでした．かつて，ゴルフの月刊業界誌に1年との口約束で連載したことがありますが，これがなんと10年にわたり100回の連載となりました．人間，窮すれば何とかなるようです．

　この2回は加齢をテーマに書かせていただきました．今回は年少者に目を向けるつもりでしたが，これまで一度も発表したことのないテーマに思い至りました．この2回の流れを考えると今回でのテーマとするほうがよいと考えたのが「肺の残気量」です．肺機能の研究では，肺活量の資料はたくさんありますが，残気量の報告は多くはないからです．

　密度法での身体組成研究で，測定方法が装置と技術の両面で面倒なのが残気量の測定です．密度法では，人体の密度は体重を体積で除すことで算出します．この体積の算出は，ほとんどが水中体重秤量法です．アルキメデスの原理に基づく水中体重秤量法では，体内の空気量を測定し除かねばなりません．体積の正確な算出に影響を与えるほどの空気量とは腸内ガスと肺の残気量です．腸内ガスは平均して100 mL[1]といわれますが，個人差や体調によって変動しますので，私は無視して研究をしてきました．しかし，肺の残気量は成人男子で1.5 L，成人女子で1 Lほどあり，腸内ガスよりはるかに多量で体調などによって大きく変化するものでもなく無視することはできません．

　肺の残気量とは息を全部吐いても肺に残る空気量のことで，測定法には少なくとも2つあります．比較的初期の水中体重秤量法では解放回路による窒素洗い出し法で行っていたようですが，10分ほども時間がかかります．前述したD. V. Dillの測定はこれでした．私は，測定にかかる時間の短いRahnら[2]の閉鎖回路による純酸素再呼吸法で行ってきました．この方法は麻酔バッグに入れた2Lあるいは2.5Lの純酸素を3秒で1往復のテンポで3回呼吸をし，バッグ内の窒素濃度を測定します．この方法を知るうえで参考にしやすいのは福島と入来の訳本[3]ですが，研究を志すのであればRahnらの論文をお読みなるのをお勧めします．この方法はテンポよく再呼吸させることのむずかしさと後述する水圧の問題があるかと思います．なお，BOD PODでは全身プレスモグラフィーで測定しますので，残気量だけの測定はしません．いずれにしても残気量は間接法でしか測定はできません．

　図1に示したのは，私の残気量の経年変化です．一般的に残気量は肺活量同様に，20歳代をピークに加齢とともに減少傾向を示します．肺そのものの弾性の低下，呼吸筋力の低下が原因といわれています．先回，私個人の身体組成を加齢との関係でまとめましたから昔の測定用紙が研究室のどこかにあるはずですが，全部は見当たりません．私は，研究にかかわる記録はすべて残しておくのです．多分，3年前の研究室大移動の際，行方不明になったのでしょうが，きっとどこかにあるはずで誠に残念です．

　残気量の測定が面倒なのでいくつかの推定式が報告されています（表1）が，相関係数や標準偏差，標準誤差をみても推定精度は高くありません．昔，私も肺活量からの推定式を作ってはみましたが，推定精度があまりに悪くて使うことはありませんでした．表1に相関係数も標準偏差や標準

---

筆者：梅村学園学事顧問，中京大学名誉教授

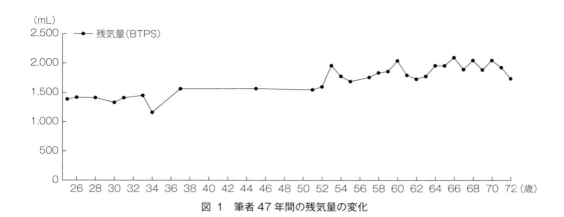

図1　筆者47年間の残気量の変化

表1　日本人を被験者とした残気量推定式

- 入来と外山（1986）[3]
  男子（L）：1.90×身長（m）＋0.012×年齢－2.24（±0.53 SD）
  女子（L）：2.80×身長（m）＋0.016×年齢－3.54（±0.31 SD）
- Yokoyama と Mitsufuji（1972）[4]（臥位）
  男子 RV（L）＝0.010×年齢（歳）＋0.009×身長（cm）－0.27
  　（R＝0.18：SEE＝0.57）
  女子 RV（L）＝0.001×年齢（歳）＋0.001×身長（cm）＋1.59
  　（R＝0.25：SEE＝0.50）
- 北川（1979）[5]
  男子：肺活量×0.24
  女子：肺活量×0.28

誤差を書いていないのはそのせいです．一方，息を吐ききる水中体重秤量法は被験者に負担が大きいことから，息を吸い込む簡便法が考えられています．たとえば，息を全部吸い込んだ状態で重りをつけ沈ませる方法や，ある程度まで息を吸い込んでの測定法です．私も検討してみましたが，きちんとした補正をするのが難しかったので，これらの方法は採用しませんでした．なお，世界的にみて，水中体重秤量法において残気量の推定式も，息を吸っての測定法も普及はしていないようです．

最後に純酸素再呼吸法の問題点を述べておきます．水中での肺の位置は水面下 70 cm ほどですが，私の方法では残気量の測定は首から上を水面から出して行います．したがって，胸郭にかかる水圧に差があるはずです．しかし，水槽の外で残気量を測ってみても，有意な差はありませんでし たので，水圧の影響は無視できると考えて研究をしてきました．なお，窒素洗い出し法では，水中体重の測定と同じように水中で7〜8分間測定をしますので水圧を問題にする必要はありません．そうはいっても，水中に長くとどまること自体のストレスは小さくないでしょう．

残気量が簡便で高い精度で推定できるようになれば，比較的安価で信頼性の高い水中体重秤量法による密度法はもっと普及するに違いありません．

## 文　献

1) 北川薫：肥満者の脂肪量と体力．pp30-31，杏林書院，1984．
2) Rahn H, Fenn WO, Otis AB：Daily variations of vital capacity, residual air, expiratory reserve including a study of the residual air method. J Appl Phyiol, 1：725-736, 1949.
3) 入来正躬，外山啓介編：生理学 2．pp242-243，文光堂，1986．
4) Yokoyama T, Mitsufuji M：Statistical representation of the ventilator capacity of 2,247 healthy Japanese adults. Chest, 61：655-661, 1972.
5) 北川薫：体育学実験・演習概説．pp42-45，大修館書店，1979．
6) Comroe JH, et al.：THE LUNG：Clinical Physiology and Pulmonary Function Tests. 2nd ed. Year Book Medical Publishers, 1962.
7) 福島武彦，入来正躬監訳：生理学アトラス第2版．文光堂，1992．

## 学 会 通 信

# 日本発育発達学会第 17 回大会のご案内（第 3 報）

　第 17 回大会は，国際武道大学が幹事校となり，大妻女子大学千代田キャンパスを会場として開催することになりました．国際武道大学は，世界平和に貢献する媒体としての武道，人生に不屈の力を与える武道，それらを通じての人格形成に基づく人創りそして世界観を養い豊かな人生を生き，民主主義の未来に責任を持つ人材を育成し，「武道・スポーツで社会を豊かにする」ことを国際武道大学の使命とし努めております（HP：理事長あいさつより抜粋）．

　また，会場となる大妻女子大学は今年度創立 110 周年を迎え，様々なイベントが進行中であり，併せて日本発育発達学会を開催していただくことになります．学会大会の会期中には，国立民族学博物館と大妻女子大学博物館が共同開催で行う，アジアの子どもの生活と発育発達をテーマとした珍しい展示も行われております．学会懇親会はこの博物館展示室を使って行う予定にしております．会場の近くには皇居，靖国神社，東郷元帥記念公園，バチカンやイギリスなど多くの在外公館があり，千鳥ヶ淵公園，日本武道館，美術館，科学技術館なども数多くありますので近隣の散策なども楽しんでいただけます．

　日本発育発達学会大会は，発育・発達，健康と運動に関する研究者が一堂に会してその科学的研究成果を共有し，討議する機会を提供します．他の学会に見られない運営上の特徴としては，会員の大会参加費の無料化，役員全員の投票による学会賞や優秀研究賞の選定とその報告の論文化を行っております．日本の学会大会としては最も実質化，合理化の進んだ学会大会をめざしております．

　会員の皆様，発育発達にかかわる職場で活動しておられる方々，本学会への入会などを検討なさろうという方々のご参加と発表を心よりお待ちしております．

日本発育発達学会第 17 回大会長，国際武道大学教授　中西　純

日本発育発達学会長，大妻女子大学副学長，理事　大澤清二

1．会　期：平成 31 年 3 月 9 日（土），10 日（日）

2．会　場：大妻女子大学千代田キャンパス　大学校舎 B 棟，アトリウム，A150 教室他，
　　　　　　大妻女子大学博物館
　　　　　　〒 102-8357　東京都千代田区三番町 12 番地

3．最寄駅：市ヶ谷駅（JR 総武線：徒歩 10 分，都営地下鉄新宿線：A3 出口より徒歩 10 分，
　　　　　　東京メトロ有楽町線：A3 出口より徒歩 10 分）
　　　　　　半蔵門駅（東京メトロ半蔵門線：5 番出口より徒歩 7 分）
　　　　　　九段下駅（東京メトロ東西線：2 番出口より徒歩 12 分）

4．内　容：3月8日（金）理事会（16時〜）
　　　　　　3月9日（土）9時45分〜19時
　　　　　　○大会長挨拶
　　　　　　○学会長講演：「アジアの山地民，狩猟採集民の子どもはどのように育つのか」
　　　　　　　大澤清二（大妻女子大学）
　　　　　　○ポスター発表
　　　　　　○教育講演：「健康？元気！」
　　　　　　　北川　薫（梅村学園学事顧問，中京大学名誉教授）
　　　　　　3月10日（日）10時〜16時35分
　　　　　　○教育講演：
　　　　　　　「子どもの運動・スポーツ時の応急処置と緊急対応」
　　　　　　　山本利春（国際武道大学）
　　　　　　　「小・中学生における投能力向上と投球障害予防への取り組み」
　　　　　　　笠原政志（国際武道大学）
　　　　　　　「スポーツ心理学から考えるスポーツコーチング」
　　　　　　　前川直也（国際武道大学）
　　　　　　○ポスター発表
　　　　　　○シンポジウム
　　　　　　　「評価の測定」中川正宣（東京工業大学名誉教授）
　　　　　　　「測定の評価」下田敦子（大妻女子大学）

5．大会参加費
　日本発育発達学会正会員の方は，参加費が無料です．会員でない方は8,000円です．研究発表（筆頭）は学会員の資格が必要です．詳細は大会ホームページ「大会参加のご案内」をご覧ください．

6．一般演題発表者の皆さま
　提出された抄録は査読を行います．査読終了後，抄録集を作成し発送致します（2月中旬を予定）．

7．抄録査読について
　提出された抄録は，大会実行委員会により審査されます．審査は下記の観点で行います．
　1）抄録の形式に準拠しているか．
　2）発育・発達に関係する研究であるか．
　3）目的，方法，結果および結論の論拠が含まれているか．
　4）他の研究と同様の内容があるなど，重複していないか．

8．査読結果通知
　査読結果が，「否」もしくは「要修正」となった場合のみ，平成30年12月31日までに筆頭発表者にE-mailにてご連絡いたします．なお，平成30年12月31日までに連絡がなかった場合は，査読結果は「合」となります（「合」の方への連絡は致しません）．

## 9. 意見交換会

日時：平成 31 年 3 月 9 日（土），17 時から 19 時までを予定

場所：大妻女子大学博物館（東京都千代田区三番町 7-8，図書館棟地下 1 階）

会費：1,000 円（当日大会受付でお支払いください）

※参加希望者は，できる限り大会ホームページ（意見交換会の参加申し込み）より事前にお申し込みください．

## 10. 問合先

【発表などに関する事柄】

E-mail：hatsuhatsu17@gmail.com（メールのみの対応とさせていただきます）

日本発育発達学会第 17 回大会事務局

〒 299-5295　千葉県勝浦市新官 841

国際武道大学体育学部体育学科　中西研究室

【会場などに関する事柄】

大妻女子大学人間生活文化研究所

Tel：03-5275-6368（平日 10～17 時受付，ただし大会当日を除く）

第 17 回大会に関する最新情報は，大会ホームページに随時掲載します．

http://www.hatsuhatsu.com/congress/17/

# 学術論文誌「発育発達研究」投稿規定

## 1. 論文の募集と採否

1) 投稿内容は，発育発達に関する「原著」などとし，未発表のものに限ります．

2) 筆頭投稿者，及び共同研究者共に，日本発育発達学会の会員資格を得てください（入会は本誌掲載の入会申込書をご利用ください）．

3) 投稿論文の採否は，2名の査読者による査読終了後，学術論文誌編集委員会で決定します．なお，採用が決定した場合には，論文の電子媒体を提出いただきます．また，不採用論文は速やかに返却いたします．

4) 公平な審査を行うため，謝辞および付記などは，掲載決定後に書き加えてください．

5)「子どもと発育発達」への投稿と明確に区別するため，表紙上段に学術論文誌「発育発達研究」投稿論文と明記ください．

## 2. 執筆要項

1) 原稿1篇の長さは，原則として刷り上がり8ページ（400字原稿用紙32枚程度）を上限としますが，超過した場合の超過ページ印刷代および，図表・写真の印刷に特別な費用を要した場合は実費負担となります．

   抄録（欧文300語以内，和文250字以内），本文，文献，図・表・写真などすべて原稿1篇の長さに含まれます．

   所定枚数を大幅に超過した論文は原則として採用いたしません．ただし，学術論文誌編集委員会で超過を認めた場合に限り，採用いたします．

2) 提出する原稿は，オリジナル1ファイルと投稿者名・所属機関を削除したコピー1ファイルの計2ファイルをお送りください．

3) 表紙には，表題，著者名，所属機関，連絡先（e-mailアドレスを含む），キーワード（3~5語）を必ず明記ください（いずれも，和文とともに欧文も表記ください）．

4) 数字は算用数字を用い，計量単位は，国際単位系（SI）に準拠してください．

5) 校正は原則として1回とします．内容の訂正はできません．

6) 掲載原稿は原則として返却いたしません．返却が必要な場合はその旨を明記してください．

7) 文献の記載は以下の方式に従ってください．

   (1) 本文中での文献の引用は，例1（著者1名），例2（著者2名），例3（著者3名以上），例4（同一著者・同一年号）のように記してください．

      例1）佐藤（2004）によれば……．または

         ……などの報告もある（佐藤，2004；鈴木，2005）．

      例2）佐藤・鈴木（2004）によれば……，Satou and Suzuki（2005）によれば……

      例3）佐藤ほか（2004）によれば……，Satou et al.（2005）によれば……，

         ……とされている（Satou et al., 2005）．

      例4）佐藤（2004a）は……，佐藤（2004b）は……

   (2) 文献リストの記載はアルファベット順とします．文献リストの著者名は，"ほか" "et al." と省略せず全著者名を記載してください．人名は，姓を先，名を後に表記してください．

(3) 文献リストの書き方は以下のように統一してください. ｜ ｜ はある場合にのみ記入してください.

＜雑誌からの引用＞

著者氏名（発行年）論文名 ｜副題｜, 雑誌名, 巻（号）数, 引用頁-引用頁

例：太田一郎, 太田次郎（2005）発育の数学的解析, 発育発達研究, 10（1）, 1-6

Ohta, I. and Ohta, J.（2005）Mathematical analysis on human growth, Jpn J. Human Growth and Development Research, 10（1）, 1-6

＜書籍からの引用＞

著者, 編者氏名（発行年）書名 ｜副題｜, 発行所, 引用頁-引用頁, ｜全集または叢書名｜

例：太田三郎（2005）東南アジアにおける発育統計の最近の動向, 杏林出版, 100-102

Ohta, S.（2005）"Recent Trends in Growth Statistics in Southeast Asia", Kyorin Books, 100-102

8）原稿は, PDF ファイルを e-mail にて下記までお送りください.

e-mail：jshgd@kyorin-shoin.co.jp

（株）杏林書院内　学術論文誌「発育発達研究」編集事務局

〒113-0034　東京都文京区湯島 4-2-1

Tel. 03-3811-4887／Fax. 03-3811-9148

## 3. 著作権

論文内容の電子配信システムへの便宜を鑑み, 論文の著作権は本学会に帰属させる.

（平成 16 年 4 月 1 日制定）

（平成 21 年 10 月 16 日改正）

（平成 25 年 3 月 16 日改正）

（平成 28 年 7 月 2 日改正）

FAX 03-3816-1561　（Web 上でも入会申し込みをしていただけます→http://hatsuhatsu.com/）

# 日本発育発達学会　入会申込書

氏名 ＿＿＿＿＿＿＿＿＿＿＿＿＿＿　（ヨミガナ ＿＿＿＿＿＿＿＿＿＿＿）

●所属・住所等
所属先名 ＿＿＿＿＿＿＿＿＿＿＿＿＿＿＿＿＿＿＿＿＿＿＿＿＿＿＿＿＿＿
住　　所　〒 ＿＿＿＿＿＿＿＿＿＿＿＿＿＿＿＿＿＿＿＿＿＿＿＿＿＿＿＿
電　　話 ＿＿＿＿＿＿＿＿＿＿＿＿＿＿＿＿＿＿＿＿＿＿＿＿＿＿＿＿＿＿
ファックス ＿＿＿＿＿＿＿＿＿＿＿＿＿＿＿＿＿＿＿＿＿＿＿＿＿＿＿＿＿
E メール ＿＿＿＿＿＿＿＿＿＿＿＿＿＿＿＿＿＿＿＿＿＿＿＿＿＿＿＿＿＿

●自宅住所等
住　　所　〒 ＿＿＿＿＿＿＿＿＿＿＿＿＿＿＿＿＿＿＿＿＿＿＿＿＿＿＿＿
電話（携帯） ＿＿＿＿＿＿＿＿＿＿＿＿＿＿＿＿＿＿＿＿＿＿＿＿＿＿＿
ファックス ＿＿＿＿＿＿＿＿＿＿＿＿＿＿＿＿＿＿＿＿＿＿＿＿＿＿＿＿＿
E メール ＿＿＿＿＿＿＿＿＿＿＿＿＿＿＿＿＿＿＿＿＿＿＿＿＿＿＿＿＿＿
●雑誌送付先 [　所属先　自宅　]　※○印をつけてください

●納入金額
　・年会費 8,000 円
　・「子どもと発育発達」（年 5 回）の購読が無料となります.
　・会計年度は 4 月 1 日〜翌年 3 月 31 日です.
　・入会手続後に，その年度内既刊の「子どもと発育発達」を送付します.

●会費納入先 （なるべく郵便振替をご利用下さい）
　・銀行振込：三菱東京 UFJ 銀行　渋谷支店　普通 3212282
　　　　　　　口座名：日本発育発達学会　代表　大澤清二
　・郵便振替：口座番号：00140-0-389243
　　　　　　　口座名称：日本発育発達学会

---

　　日本発育発達学会事務局
　　　〒 113-0001　東京都文京区白山 1-13-7　アクア白山ビル 5F
　　　勝美印刷株式会社内
　　　Tel. 03-3812-5223　Fax. 03-3816-1561
　　　e-mail：info@hatsuhatsu.com

---

## ❖ 執筆者紹介

髙木　誠一（たかぎ　せいいち）
現職：国際武道大学体育学部教授

筑波大学大学院博士課程教育学研究科単位取得退学．教育学修士（筑波大学）．専門は教育社会学．社会的生育環境と幼児の就学前学力および小学生・中学生の学業成績の関連性に関する研究を行っている．

高峰　修（たかみね　おさむ）
現職：明治大学政治経済学部教授

中京大学大学院体育学研究科修了，博士（体育学）．専門はスポーツ社会学，スポーツ・ジェンダー論．現在，日本スポーツとジェンダー学会理事長，日本スポーツ社会学会事務局長を務める．人々の運動・スポーツや健康に関する数値データを統計的に分析しつつ，性別という変数の意味について考えている．
主な著書：データでみるスポーツとジェンダー（分担，八千代出版，2016），よくわかるスポーツとジェンダー（分担，ミネルヴァ書房，2018）など．

野井　真吾（のい　しんご）
現職：日本体育大学体育学部教授

学校保健学，発育発達学，教育生理学等を専門領域として，子どもの"からだ"にこだわった研究を進めている．博士（体育科学）．子どものからだと心・連絡会議議長．
主な著書：からだの"おかしさ"を科学する（かもがわ出版，2013）など．

内田　伸子（うちだ　のぶこ）
現職：十文字学園女子大学特任教授
　　　お茶の水女子大学名誉教授

お茶の水女子大学文教育学部卒業，大学院修了，学術博士．お茶の水女子大学文教育学部講師，助教授（1980），教授（1990），理事・副学長（2005），筑波大学常勤監事（2012），2016年より現職．専門は発達心理学，認知科学，保育学．城戸奨励賞（日本教育心理学会，1978），読書科学研究奨励賞（日本読書学会，1980），読書科学賞（日本読書学会，2000），磁気共鳴医学会優秀論文賞（日本磁気共鳴医学会，2006），国際賞・功労賞（日本心理学会，2016）
主な著書：発達心理学（岩波書店，1999），世界の子育て（共著，金子書房，2012），発達の心理（サイエンス社，2017），子どもの見ている世界（春秋社，2017）ほか多数．

城所　哲宏（きどころ　てつひろ）
現職：国際基督教大学教養学部
　　　保健体育科特任講師

2017年東京学芸大学大学院博士課程修了．博士（教育学）．専門は発育発達学，運動疫学．子どもを対象に，加速度計を用いて身体活動・座位活動を定量的に評価し，生活習慣病マーカー（血液項目など）との関連性を検討する調査研究・介入研究を行っている．

武長　理栄（たけなが　りえ）
現職：公益財団法人笹川スポーツ財団
　　　スポーツ政策研究所副主任研究員

山梨大学大学院教育学研究科修了．（株）ルネサンス，スポーツ・エンジェルLLCで幼児の基本的動作に着目した運動遊びプログラムの開発や実践を行う．2011年より現職．
子ども・青少年のスポーツライフに関する調査研究を2011年より担当し，子どもの運動・スポーツ実施率のほか，スポーツクラブ，スポーツボランティア，スポーツ観戦，保護者の意識など，現代の子どもの運動・スポーツ実施に関するデータを収集している．また，スポーツ少年団指導者の意識に関する調査，育成母集団や障がいのある子どもの少年団活動など，子どもの地域スポーツ活動に関する調査にも携わる．

宮本（三上）　恵里（みやもと（みかみ）
　　　　　　　　　　　　　えり）
現職：順天堂大学大学院スポーツ健康科
　　　学研究科・スポーツ健康医科学研
　　　究所特任助教

早稲田大学大学院スポーツ科学研究科修了．博士（スポーツ科学）．
専門はスポーツ遺伝学．主にアスリートのパフォーマンスやスポーツ傷害に対する遺伝的要因の影響について研究を行っている．

早川　健太郎（はやかわ　けんたろう）
現職：名古屋経営短期大学子ども学科准
　　　教授

筑波大学体育専門学群卒業，愛知工業大学大学院経営情報科学研究科修了．博士（経営情報科学）．
民間スポーツクラブ，運動教室主宰を経て現職．専門は発育発達，ヘルスマネジメント．幼児など集団における測定・評価を用いたヘルスマネジメントの構築を行っている．

北川　薫（きたがわ　かおる）
現職：梅村学園学事顧問，中京大学名誉
　　　教授

教育学博士．中京大学にて40年弱，大学院生の指導に携わってきました．専門は，研究では体育・スポーツ科学，実技ではサッカーとスキーです．学長を終えた2015年より学事顧問をしていますが，公職としては（公財）全日本ボウリング協会会長とアジアボウリング連盟理事，（公社）全国大学体育連合副会長などをしています．
主な著書：肥満者の脂肪量と体力（杏林書院，1984），トレーニング科学（編集，文光堂，2011），運動とスポーツの生理学（改訂3版，市村出版，2014）等．

## 「子どもと発育発達」投稿規定

### 論文の募集と採否

- ・発育・発達に関する研究報告，実践報告などを内容とします．論述については，オリジナリティに富んだ論文を歓迎いたします．
- ・日本発育発達学会で発表された研究成果を特に歓迎いたします．
- ・投稿論文の採否は編集委員会で決定いたします．審査の結果，編集方針にしたがって原稿の加筆，削除，および一部分の書き直しなどをお願いすることがあります．また，編集委員会の責任において多少の字句の訂正をすることがありますので，あらかじめご了承ください．不採用論文は速やかに返送いたします．

### 執筆要項

1. 論文の長さは，本文・文献，図・表・写真を含めて400字詰原稿用紙12〜16枚程度とします(図・表・写真は，使用方法によって異なりますが，原則として1点を原稿用紙1枚と換算します)．
2. 所定枚数を大幅に超過した論文は原則として採用いたしません．ただし，編集委員会で超過を認めた場合に限り，採用いたします．
3. 表題，著者名，所属，連絡先を必ず明記してください．
4. 数字は算用数字を用い，計量単位は，国際単位系に準拠してください．
5. 著者校正は原則として1回とします．共著の場合は校正者を指定してください．
6. 掲載原稿は原則として返却いたしません．返却が必要な場合はその旨を明記してください．

7. 文献の記載

    a. 文献は本文中に引用されたもののみとし，ピリオドとカンマはできるだけ省略してください．
    b. 文献の記載順序は引用順とします．本文中の引用箇所には肩番号 [1), 2), 3)] を付して照合してください．
    c. 著者は3名まで記載し，それ以上は「…ほか」または「et al.」とします．
    d. 文献の書き方は次のように統一してください．

    ＜雑誌＞
    1) 著者名：論文名．誌名，巻：頁-頁，発行年．
    2) 著者1，著者2，著者3（3名まで記載）ほか：論文名．誌名，巻：頁-頁，発行年．

    ＜単行本＞
    3) 著者名(3名まで記載)：書名．pp 頁-頁，発行所，発行年．
    4) 著者名（3名まで記載）：題名，pp 頁-頁．編者名（3名まで記載），書名，発行所，発行年．

### ●原稿送付先

〒113-0034　東京都文京区湯島4-2-1
（株）杏林書院内
「子どもと発育発達」編集事務局
Tel. 03-3811-4887　Fax. 03-3811-9148
e-mail：jshgd@kyorin-shoin.co.jp

---

本誌に掲載する著作物の複製権・翻訳権・上映権・譲渡権・公衆送信権（送信可能化権を含む）は日本発育発達学会が保有します．

---

編集委員長　國土　将平（神戸大学教授）

編集委員　大澤　清二（大妻女子大学教授）　　加藤　謙一（宇都宮大学教授）
　　　　　髙木　誠一（国際武道大学教授）　　田中　茂穂（国立健康・栄養研究所部長）
　　　　　鳥居　俊（早稲田大学准教授）　　　野井　真吾（日本体育大学教授）

編集委員会　〒102-8357　東京都千代田区三番町12　大妻女子大学人間生活文化研究所
　　　　　　Tel. 03-5275-6047　Fax. 03-3222-1928

---

## 子どもと発育発達

Vol. 16　No. 3　2018年10月1日発行
定価（本体1,700円＋税）

2018年度前金年間予約購読料
定価（本体6,800円＋税）
（通常号4冊・送料弊社負担）

発　行：日本発育発達学会　　　発行人：大澤清二
学会事務局
　〒113-0001　東京都文京区白山1-13-7　アクア白山ビル5F
　勝美印刷株式会社内
　Tel. 03-3812-5223　Fax. 03-3816-1561　info@hatsuhatsu.com
編集事務局・発売所
　株式会社　杏林書院
　〒113-0034　東京都文京区湯島4-2-1
　Tel. 03-3811-4887　Fax. 03-3811-9148　jshgd@kyorin-shoin.co.jp
印刷所　三報社印刷株式会社

2018 年 11 月 1 日発行　ISSN 1340-8682

# 発育発達研究　第81号

*Japan Journal of*
*Human Growth and Development Research*　*No. 81*

**原著**　狩猟採集民ムラブリの握力の発達に関する研究
　　　　　　　　大澤清二・下田敦子・シスコンタミット　サターバン・プラディッ
　　　　　ト　ナリット……………………………………………………………………… 1
　　　生涯にわたる首輪装着がカヤン女性の首の長さをどのように変えるか：いわゆる
　　　首長族，カヤン女性の幼児期から 70 歳までの首の長さの年齢変化について
　　　　　　　　下田敦子・大澤清二・タンナイン・ジョネイ…………………………10
　　　狩猟採集民ムラブリの体重，座高および長い発育期と生涯を 2 期に分ける BMI
　　　の特徴について
　　　　　　　　大澤清二・下田敦子・シスコンタミット　サターバン・プラディッ
　　　　　ト　ナリット……………………………………………………………………21

# 日本発育発達学会
**Japan Society of Human Growth and Development**

編集委員長　大澤　清二　　　副委員長　北川　　薫
編 集 委 員　春日　晃章・加藤　謙一・國土　将平・鈴木　和弘・高木　誠一・田中　茂穂
　　　　　　鳥居　　俊・中西　　純・中野　貴博・野井　真吾・藤井　勝紀
編集委員会　〒102-8357　東京都千代田区三番町 12　大妻女子大学人間生活文化研究所
　　　　　　Tel.　03-5275-6047　Fax.　03-3222-1928

**発育発達研究　第 81 号**

2018 年 11 月 1 日発行

発行所：日本発育発達学会　　　学会事務局
発行人：大澤清二　　　　　　　〒113-0001　東京都文京区白山 1-13-7　アクア白山ビル 5F
　　　　　　　　　　　　　　　勝美印刷株式会社内
　　　　　　　　　　　　　　　Tel.　03-3812-5223　Fax.　03-3816-1561
　　　　　　　　　　　　　　　e-mail：info@hatsuhatsu.com

© Copyright, 2018, by Japan Society of Human Growth and Development

［原　　著］　　　　　　　発育発達研究　第 81 号　　　　　　　　2018：81：1-9

# 狩猟採集民ムラブリの握力の発達に関する研究

大澤　清二[1]　　下田　敦子[1]　　シスコンタミット　サターバン[2]
プラディット　ナリット[2]

## A study on the development of muscle strength of hunter-gatherer Mlaburi in Thailand

### Seiji Ohsawa[1], Atsuko Shimoda[1], Sataban SRISUKONTAMIT[2] and Narits PRADITS[2]

#### abstract

This reports the results of analyzing the developmental process of muscular strength（grip strength）of Mlaburi people through infancy to adult ages.

1．The developmental process of muscular strength shows a sigmoid curve, so-called growth curve.
2．Comparing by sex, men exceed women in every age class.
3．The muscle development of men continues from 10 to around 20 yrs old, and women from 8 to 17 yrs old, including the adolescent spurt.
4．A small but apparent acceleration appears in men's infancy muscle development.
5．Grip strength-weight ratio was higher in Mlaburi group than in Japanese and Thai group in all age. This indicates that the environment of Mlaburi people required more physical use in their daily life.

**Key words**：Mlabri, hunter-gatherer, grip strength, muscle strength, physical fitness, motor development, Thailand
ムラブリ，狩猟採集民，握力，筋力，体力，運動能力の発達，タイ

## Ⅰ　研究の目的と意義

　ムラブリ人は 20 世紀の末まで，深い森を遊動する生活者であり，狩猟採集民であった．21 世紀初頭の現在は定住を始めて日が未だ浅く，彼らが現在まで生きてきた長大な時間からすれば定住生活はまだわずかな時間しか経過していない．この研究のねらいはムラブリ人の身体能力（ここでは筋力）の発育過程を明らかにし，その背景となってきたムラブリ人の生活との関係を考え，さらには狩猟採集という人類史における最も初期段階の人の筋力発達を考える糸口を見出すことである．

　私たちの先祖である石器時代人，縄文人や古代人はどのような身体能力を持っていたのだろうか．子どもは自然の中でどのように発達したのだろうか．現代に生きる研究者はその手がかりを現代の狩猟採集民研究に求めることができるかもしれない．

　幸いにもこれらのテーマを探求する上で好条件のそろっているムラブリ人という民族集団が現在タイの山中に生存している．彼らはかつて，周辺の人々から幻の民，ピートンルアン（Phi Tong Luang，黄色の葉の精霊）とも呼ばれていた時とちがって，現在では定住をし始めた．そのおかげ

---

[1] 大妻女子大学人間生活文化研究所
[1] Institute of Human Culture Studies, Otsuma Women's University
[2] School Health Education Research Network in Asia

で，彼らの協力が得られれば，研究対象として継続的に聞き取り調査や測定を試みることが可能になった．そこで著者らは2012年から現地博物館，タイ政府の協力を経てムラブリ人の調査を継続して行ってきた．

彼らの身体を知ることは人類社会の発展段階において，我々の祖先が移動生活から定住するようになった時代の身体発育と発達を探求する貴重な手がかりを与えてくれることが予想され，人の発育発達の根源を探求する基礎資料を得ることができると期待される（大澤ほか，2018）．

すでにタイ人研究者のPookajorn（1992）とそのチームはFord財団の支援の下でEthnoarchaeology（人類考古学）の視点から，森の奥深くに調査を行い，いくつかの興味深い先駆的な成果を挙げてきた．ここで扱われた研究課題は言語，家族や親族，経済や社会，植物利用，遺伝，歯科，食料，身体形質などであった．しかし収集されている身体発育や発達に関するデータは数例であって，ムラブリ人の幼児期から老年期にわたる生涯全体を見渡せるデータは得られていないし，発達や老化の過程を議論するための資料も存在しない．また近年ではTrier and Jutland Achaeolorical Society（2008）が彼らの探検調査の一部である歯科学的な調査結果と心理検査結果をその大きな著作の付録として掲載したが，ここでもムラブリ人の発育や発達には特別の関心は払われていない．

本研究ではムラブリ人を対象として筋力発達を議論するのに十分なデータを収集して，これらの基礎資料に基づいてムラブリ人の筋力発達の実像を明らかにする．

## Ⅱ 研究方法

### 1．調査対象，解析データ

ムラブリ人の3歳から30歳まで男31人，女37人（全人口が300人程度であるのでその約23%程度にあたる人々を測定することができた．）を対象とした．

測定は調査期間（2015年から2016年）に3回行っているが，測定日に定住地に滞在していない人もいるので実際に得られたデータは合計男83サンプル，女108サンプルである．測定は基本的

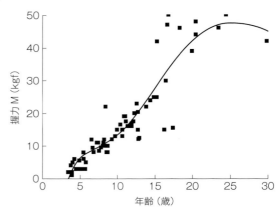

図1　ムラブリ人（男）の発育期の筋力発達（3歳～30歳）

には午前中9時から11時までに実施した．

データセットは上記の測定データをプールして構成したもので一種のmixed longitudinal studyによる資料である．

年齢の扱い方はすべての対象者の生年月日（タイ政府が行った調査によるデータを参考にした）と計測日から10進年齢に換算した．

なお，調査に当たっては現地のタイ政府公共福祉局の調査許可を得たほか，協力いただいた方々の了解を得ている．

### 2．計測方法

日本の新体力テスト実施要項に従った．スメドレー式握力計で左右2回ずつ測定し，キログラム未満もできるだけ正確に読み取るようにした．左右とも最大値を採用しその平均を握力値として用いた．なお幼児～10歳については小児用の握力計を使用した．

### 3．計測場所

タイ国ナーン県バーンルアン郡プーケン村ファイユアックのムラブリ人の定住地内．

### 4．計測者

著者らと訓練されたタイ国のヴェテラン体育教員1名および現地在住の公務員と補助者．

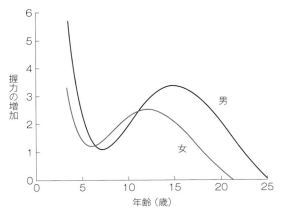

図2 ムラブリ人の筋力発達速度曲線（男女）

## Ⅲ 結　果

### 1．男

図1にムラブリ人の男の3歳から30歳までの記録を示した．これらの測定値を用いて年齢に沿って筋力を推定する発達関数を求めた．結果として9次多項式が最適の推定をもたらした．ここで相関係数は$r=0.954$であり，決定係数$r^2=$ (COD) 0.91066，補正$r^2=0.90131$である．したがって以下で用いる握力の推定値はかなり良好な精度で計量されている．

ここでxは年齢，yは握力である．

(1) $y = -51.60577 + 29.13868X - 5.79992X^2$
$+ 0.59969X^3 - 0.03373X^4 + 0.00111X^5$
$- 2.17578E-5X^6 + 2.53523E-7X^7$
$- 1.61145E-9X^8 + 4.3054E-12X^9$

図1は上記（式1）の推定値による筋力の発達過程である．

まず発達曲線の形状は従来繰り返して報告されてきた筋力の発達曲線と大きく異なるものではない．まず発達曲線は3.0歳の0.5kgから始まる．4歳で2.7kg，4.5歳で4.7kgという値が得られるが，5歳未満の幼児の最大筋力値はムラブリ人の場合にもやや信頼性が乏しいかもしれない．したがって，これらは参考値と言うべきであろう．

一般に握力に関する測定・研究は5歳もしくは6歳から行われており，公表データもそれにしたがっている（Malina and Bouchrd, 1991；猪飼・高石，1967；文部科学省，2017）．

この調査ではできるだけ慎重に測定しているので5歳あたりからはほぼ信頼できると考えている．5歳では6.2kg，6歳で7.9kg，7歳では9.1kg，8歳で10.2kgとなる．

8歳からの発達曲線は緩やかに下に凸になり，11歳からは増加は加速している．この増加は15歳の27.8kgまで続く．16歳では31.2kg，17歳で34.4kg，18歳で37.3kg，19歳で40.0kgとなる．しかし発達はここからもしばらく続き，20歳で42.3kg，21.5歳には45kgになり，25歳では47.4kgとなり，これが，男の最大値である．

次いで（式1）を一階微分すると以下の（式2）が得られる．

これは握力発達の速度を表現する．

(2) $y = 11.64102 - 5.35358X + 0.9594X^2$
$- 0.07792X^3 + 3.34 \times 10E-3X^4$
$- 8.13 \times 10E-4X^5 + 1.13 \times 10EX^6$
$- 8.31 \times 10EX^7 + 2.53 \times 10E-11X^8$

この一階微分後の式が描く握力発達曲線を図示すると図2である．

筋力の発達速度は図2によると以下のようである．まず最大の発達速度は3歳〜4歳の5.7kg/年から始まり，以降は急速に減少して7歳付近でひとまず底をうつ．ここで幼児期から7歳から8歳までを最初の筋力発達の著しいフェーズともいえる時期が存在すると言えそうである．前掲の文献（Malina and Bouchrd, 1991；猪飼・高石，1967；文部科学省，2017）ではこの部分のデータが無いので幼児期の小さな筋力のスパートに関する指摘はなされていない．実はこのスパートは思春期におけるスパートより重要な現象かもしれないが，今後の検討課題である．

7歳からは，再び発達速度は増してゆく．0歳〜11歳で2.0kg/年，11歳〜12歳で2.5cm/年，12歳〜13歳で2.8kg/年，13歳〜14歳で3.2kg/年と徐々にピークに接近し，15歳〜16歳で3.4kg/年とピークに達する．15歳から発達速度は減少して行くが，その勾配はかなり緩やかである．速度が0になるのは男の場合は25歳である．

### 2．女

図3に女の3歳から30歳までの全データを示した．これらを用いて最も当てはまりのよい発達

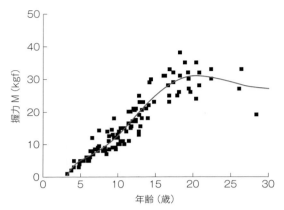

図3 ムラブリ人（女）の発育期の筋力発達（3歳〜30歳）

関数を求めると, 9次多項式が最適であった.

(3) $y = -39.74428 + 25.32183X - 5.86171X^2$
$+ 0.71673X^3 - 0.04819X^4 + 0.0019X^5$
$- 4.48923 \times E - 5X^6 + 6.29656E - 7X^7$
$- 4.8201E - 9X^8 + 1.55175E - 11X^9$

この時の推定の精度は $r = 0.9540$, $r^2 = 0.91026$, 補正 $r^2 = 0.90342$ であって, 男の推定精度とほぼ同程度である. ここでXは年齢, yは握力である.

図3には推定式によって描かれた発達曲線が示されている.

次いで, (式3) を1階微分して発達速度を計算すると, 以下の (式4) が得られた.

(4) $y = 18.10502 - 10.5057X + 2.2665X^2$
$- 0.2252X^3 + 0.0119X^4 - 3.574 \times 10$
$- 4X^5 + 6.11542 \times 10 - 6X^6 - 5.55504$
$\times 10 - 8X^7 + 2.07828 \times 10X^8$

この (式4) をもとに発育速度をグラフにすると, 図2が得られる.

幼時期から13歳までの男女の筋力の発達曲線の軌跡はほぼ似ている. しかし注意してみると, 5歳からすでに男の発達はかなり傾斜が急であるのに対して女のそれはやや緩やかである. 13歳までは男女の発達曲線の経過はおおむね同傾向を示している. しかし13歳以降, 男は増加傾向がさらに増していくのに対して, 女の場合は13歳を境に増加傾向が緩やかになる. これを推定値によって追ってみると, 4歳の3.0 kgから5歳で5.1 kgに増加する. 以降, 6歳で6.3 kg, 7歳では7.5 kg, 8歳で8.8 kgとなる. 女では最初の筋力発達のフェーズは男よりは早く終わっており, 6歳から12歳までの発達曲線は緩やかに下に凸の曲線で増加して行く. 12歳の19.0 kgあたりから上に凸の形状になって13歳20.3 kg, 14歳22.8 kg, 15歳25 kg, 16歳27 kg, 17歳28.5 kg, 18歳29.7 kg, そして19歳から21歳の30 kgまで非常に緩やかに増加しつづける. 女子の筋力は20歳がピークで31 kgである.

これを発達速度の視点で見ると, 図2によると, 最大の発達速度は3歳から4歳の3.3 kg/年の後で急速に減少して6歳付近で1.1 kg/年となる. 男の発達速度と同じく, 女も幼児期に筋力の発達の加速する時期があることは明らかである. 筋力発達の著しいフェーズの存在は男女とも認められる.

再び6歳ころから発達速度は増加してピークは12歳〜13歳の2.5 kgとなる. この後, 発達速度は緩やかになってゆき, 15歳〜16歳では2.0 kg/年, 18歳〜19歳で1.0 kg/年, 20歳〜21歳で0.2 kg/年である. 減少過程は非常に緩やかであって, 速度が0になるのは女の場合は21.5歳である.

発達速度曲線の特徴としては, 図2に見るように男では15歳を, 女では12歳を最大発達時期として思春期の発達スパートと見られる現象が見られる. 思春期においては男女ともに1回だけ大きなピークが存在するが, 女のほうが男よりピークの出現時期が3年ほど早く到来している. しかしピークの山は男が3.3 kg/年であるのに対して女は2.5 kg/年で少し小さい. ピーク出現の後は緩やかに減少してゆき, 発達が終了するまではかなり長期間を要する.

## 3. 性差について

次に表1の推定値による男女の比較を行う. これによれば筋力は3.5歳から4歳までは女のほうが大きい. 4.5歳からは僅かに男のほうが大きくなり, 以降, 男が女を凌ぐ傾向は生涯続く. 14歳以降は性差が次第に拡大し, 男と女の差は14歳で1.7 kgと小さいが, 15歳では2.8 kgに広がり, 16歳ではさらに4.2 kg, 17歳5.8 kg, 18歳7.6 kg, 19歳9.5 kgとなり, 20歳では11.4 kg, 21歳13.2 kg, 22歳14.9 kg, 23歳16.3 kg, 24歳

表 1　ムラブリ人の握力の性差

| | 男 | 女 | 性差 |
|---|---|---|---|
| 3.5 | 0.5 | 1.5 | −1.0 |
| 4.0 | 2.7 | 3.0 | −0.3 |
| 4.5 | 4.7 | 4.2 | 0.5 |
| 5.0 | 6.2 | 5.1 | 1.1 |
| 5.5 | 7.1 | 5.7 | 1.4 |
| 6.0 | 7.9 | 6.3 | 1.6 |
| 6.5 | 8.5 | 6.9 | 1.6 |
| 7.0 | 9.1 | 7.5 | 1.6 |
| 7.5 | 9.6 | 8.1 | 1.5 |
| 8.0 | 10.2 | 8.8 | 1.4 |
| 8.5 | 10.8 | 9.6 | 1.2 |
| 9.0 | 11.6 | 10.5 | 1.1 |
| 9.5 | 12.4 | 11.5 | 0.8 |
| 10.0 | 13.4 | 12.6 | 0.8 |
| 10.5 | 14.3 | 13.8 | 0.6 |
| 11.0 | 15.6 | 15.0 | 0.6 |
| 11.5 | 16.8 | 16.3 | 0.5 |
| 12.0 | 18.3 | 17.5 | 0.7 |
| 12.5 | 19.6 | 19.0 | 0.6 |
| 13.0 | 21.3 | 20.3 | 1.0 |
| 13.5 | 22.7 | 21.5 | 1.2 |
| 14.0 | 24.5 | 22.8 | 1.7 |
| 14.5 | 26.0 | 23.9 | 2.1 |
| 15.0 | 27.8 | 25.0 | 2.8 |
| 15.5 | 29.4 | 26.0 | 3.4 |
| 16.0 | 31.2 | 27.0 | 4.2 |
| 16.5 | 32.9 | 27.8 | 5.1 |
| 17.0 | 34.4 | 28.5 | 5.8 |
| 17.5 | 36.0 | 29.2 | 6.8 |
| 18.0 | 37.3 | 29.7 | 7.6 |
| 18.5 | 38.8 | 30.1 | 8.7 |
| 19.0 | 40.0 | 30.5 | 9.5 |
| 19.5 | 41.3 | 30.7 | 10.6 |
| 20.0 | 42.3 | 30.8 | 11.4 |
| 20.5 | 43.3 | 30.9 | 12.4 |
| 21.0 | 44.1 | 30.9 | 13.2 |
| 21.5 | 45.0 | 30.8 | 14.1 |
| 22.0 | 45.6 | 30.7 | 14.9 |
| 22.5 | 46.2 | 30.5 | 15.7 |
| 23.0 | 46.6 | 30.3 | 16.3 |
| 23.5 | 46.9 | 29.9 | 17.0 |
| 24.0 | 47.2 | 29.7 | 17.5 |
| 24.5 | 47.3 | 29.3 | 18.0 |
| 25.0 | 47.4 | 29.0 | 18.4 |

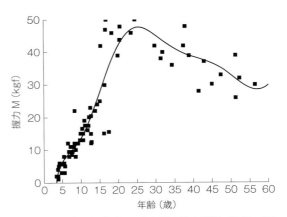

図 4　ムラブリ人（男）の発育期の筋力発達（3 歳～60 歳）

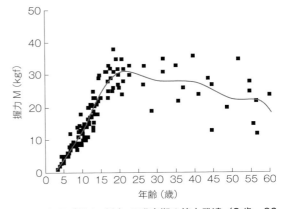

図 5　ムラブリ人（女）の発育期の筋力発達（3 歳～60 歳）

17.5 kg，25 歳では 18.4 kg に拡大している．

　身長ではムラブリ人は幼児期から思春期の全期間を通じて女のほうが男より大きかったが（大澤ほか，2018），筋力では男のほうが一貫して大きい．これは従来より得られてきた知見と異なるところではない（森下，1977）．

### 4．加齢に伴う筋力の変化

　男女の生涯にわたる筋力推定値を加齢に伴う変化として追ってみる．男は図 4，女は図 5 である．これによれば，男では 20 歳台で最大値の 47.5 kg を示した後で，次第に緩やかに低下して行く．37 歳で 40 kg，40 歳では 38 kg，50 歳で 33 kg，55 歳くらいになると 29 kg 程度になる．

　これに対して，女では生涯の最大値は 21 歳の

表 2　ムラブリ，タイ，日本における性別年齢別による握力を体重で除した平均値

| 年齢 | ムラブリ | | タイ | | 日本 | |
|---|---|---|---|---|---|---|
| | 男子 | 女子 | 男子 | 女子 | 男子 | 女子 |
| 3 | 0.176 | 0.130 | — | — | — | — |
| 4 | 0.299 | 0.279 | — | — | — | — |
| 5 | 0.356 | 0.366 | 0.363 | 0.377 | — | — |
| 6 | 0.572 | 0.461 | 0.439 | 0.381 | 0.444 | 0.424 |
| 7 | 0.564 | 0.507 | 0.469 | 0.358 | 0.468 | 0.442 |
| 8 | 0.579 | 0.506 | 0.456 | 0.392 | 0.482 | 0.459 |
| 9 | 0.599 | 0.516 | 0.429 | 0.407 | 0.482 | 0.470 |
| 10 | 0.684 | 0.533 | 0.510 | 0.424 | 0.502 | 0.479 |
| 11 | 0.701 | 0.591 | 0.521 | 0.498 | 0.524 | 0.497 |
| 12 | 0.619 | 0.572 | 0.605 | 0.452 | 0.571 | 0.507 |
| 13 | 0.772 | 0.506 | 0.653 | 0.529 | 0.622 | 0.523 |
| 14 | 0.655 | 0.616 | 0.681 | 0.560 | 0.661 | 0.519 |
| 15 | 0.825 | — | 0.736 | 0.594 | 0.662 | 0.501 |
| 16 | 0.750 | 0.632 | 0.746 | 0.612 | 0.683 | 0.513 |
| 17 | 0.743 | 0.690 | 0.760 | 0.612 | 0.691 | 0.513 |
| 18 | 0.866 | 0.733 | 0.794 | 0.620 | 0.686 | 0.516 |
| 19 | 0.852 | 0.638 | 0.778 | 0.565 | 0.697 | 0.513 |
| 20 | 0.861 | 0.677 | 0.804 | — | 0.713 | 0.559 |

31 kg である．25 歳では 30 kg になり，これ以降もわずかに低下して 30 歳から 40 歳では 28 kg となるが，大きな変化はなくほぼ一定である．40 歳以降は測定値のばらつきが大きく，年齢的な変化があるとは言いにくいが平均的には 23 kg 前後である．加齢に伴う低下は男のほうが女より明瞭である．

## 5．体重あたりの握力から見たムラブリ人と日本人，タイ人との比較

　筋力を身体の形質サイズとの対比から評価することがしばしば試みられてきた．古くは猪飼が前掲文献の中で，握力が身長の 3 乗と相関していることを Asmussen らの研究を引いて紹介し，その着眼のよいことを称賛している．ここでは「体重当たりの握力値」と言う便宜的な指数を用いて考察してみる．こうした指数は厳密には科学的な意味は希薄であるが，筋力の相対的な民族間評価には役立つ．ここでは日本人やムラブリ人の隣人であるタイ人のそれと対比することで相対的にムラ

ブリ人の筋力の大きさを評価してみる．

　筋肉は出生から成人に至るまでに 40 倍に増加する．出生時には体重の 23.4%，8 歳で 27%，15 歳で 33%，16 歳ころには成人と同じ 44% になり（猪飼・高石，1967），思春期は急速な筋肉の発達を促すことがよく知られている．

　表 2 は 6 歳から 30 歳までのムラブリ人男の握力を体重で除した平均値である．ここでは日本人の値を 2012 年度の文部科学省が公表した性・年齢別平均値を用いている．またタイ人の値（Oh-sawa et al., 1985）をやや同時性にかけるが比較のために掲載している．

　これによれば，以下の観察が可能である．

　①ムラブリ人男では 3 歳の 0.176 からはじまり，4 歳 0.299，5 歳 0.356，6 歳 0.572 と急速に増加する．7 歳以降は上下動を繰り返しながらも少しずつ増加して 10 歳では 0.6 になり，11 歳では 0.7 に達する．15 歳では 0.825 であり，18 歳で 0.866 となりこれ以降は 25 歳の 0.965 と，ここで計算した指数としては最大値になる．

発育発達研究　第81号　2018年11月

これに対して日本人は6歳が0.444であり，日本人の最大値である20歳の0.713との間を上下するがほとんどの年齢で0.6台であって，ムラブリと比べると全ての年齢で相対的には低い傾向である．さらにタイ人を比べてみると，ムラブリ人より高かったのは14歳と17歳であるが他の年齢ではムラブリ人よりも劣っている．これらの3群の比較ではムラブリ人が最も体重あたりの筋力は大きく，次いでタイ人，日本人の順である．

②ムラブリ人女では，男と年齢に伴う変化は類似して，年齢とともに指数は大きくなってゆく．3歳0.130から4歳0.279，5歳0.366，6歳0.4616，7歳0.507と急上昇している．これ以降は0.5台が13歳まで続き，14歳に0.616となる．15歳は欠損値であるが，18歳には0.733，22歳では0.763と最大値に至る．

これに対して日本人では6歳は0.424で始まり，11歳まで0.4台である．12歳で0.507となって，30歳までずっと0.5台である．全ての年齢でムラブリ人のほうがはるかにこの指数は大きい．

タイ人は12歳までは，日本人よりも値は小さく13歳で0.529と3群のうちで最大値を示し，これ以降で19歳まで日本人より大きい．ムラブリ人は日本人やタイ人より体重当たり筋力は優れている．また男は女よりも体重当たり筋力は大きい．

このように全年齢でムラブリ人は日本人やタイ人よりも体重当たりの大きな筋力を持っていると推論することができる．

③このように観察すると，いずれの年齢でもムラブリ人は日本人を凌いでおり，またタイ人よりも大きな筋力を持っていると推論することができる．これは筋力あたりの体重という指数，つまり1単位あたりの筋力がどれだけの体重を支えられるかにして比較しても事情は同じである．

## IV　考　察

かつてBernazik（1951）やBoeles（1963）はムラブリ人を「Phi Tong Luang，黄色の葉の精霊」とタイ人たちの呼び方に倣って記述した．それほど不思議な存在であったムラブリ人について彼らは探検行を試み，ついに何名かのムラブリ人を捜

し当て，断片的な調査を敢行して旅行記を後世に残した．彼らの著作によって啓発された研究者や冒険家がその後同様の探検調査を試み，徐々にムラブリ情報が蓄積されてきた．最近ではPookajorn（1992）の報告が歯科学，遺伝学に加えて形質人類学的な観点からの知見を残してくれている．しかしデータ数に限りがあり，子どもの発育や発達に関する記述はほとんど見られない．むろんこれまでのムラブリ情報にもそうした発育や発達に関するものは欠けている．まずは本研究のような基礎的データの蓄積が無ければならない．この報告はまだ十全とは言えないが，ムラブリ人に関する筋力発達に関する唯一の基礎資料である．

前述のように，ムラブリ人の幼児期から成人までの筋力発達の過程は，概観としては一般に発育（成長）曲線とも言われるシグモイド様の曲線を示す．この点で従来の報告と大きな齟齬は無い．また，男女の比較をすると男が女を全ての年齢で上回る成績を示している．

この2点でこれまで多くの国々，民族で報告されてきた一般的な知見と大きく異なるところは無さそうである．ただし，思春期のスパートとも言える発達の加速化は長期にわたっており，男では10歳から20歳あたりまで，女では8歳から17歳くらいまでが該当すると言っても良い．この現象は身長や体重などでも認められたムラブリ人の特徴であると言っても良いかもしれない．さらには，男の幼児期の発達に小さなスパートらしき曲線の盛り上がりが認められる点に注目しておきたい．

また，最後に検討したように体重当たりの握力比では日本人のそれより発達段階のどこでも優れていた．栄養摂取や体力つくりの機会も行き届き，さまざまな身体保護の環境に恵まれた日本人と比べると，格段に貧しく，体力つくりなどまったく意識としても存在しないムラブリ人のほうが筋力ではるかに優れていることは彼らの生活において常に身体を用いることを必要としている環境と深く関係していよう．

さらに発達過程の途上において子どもの遊び自体が野外における身体を使用したものであることとも無関係ではなかろう．ムラブリの子どもの遊びにおいても殆どは身体性を伴っているもので

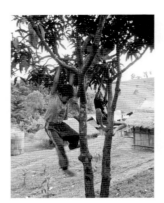

写真1 木登り

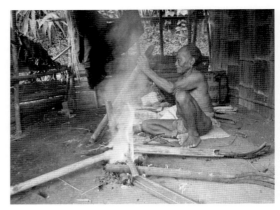

写真2 囲炉裏に火をおこす

あったことも見逃せない（大澤ほか，2015）．写真の木登りは彼らの日常でしばしば見られる行動であるが，木登りは遊びでもあり生業でもある（写真1）．大人においても蜂蜜採りや木の実の収穫に際して体重を四肢の筋力で支持し，木を昇降するために不可欠なのは筋力である．彼らの日常の行動は，裸足で急な傾斜地や森の中を歩きまわり，走り，危険を及ぼしそうな動物から逃げたり，イノシシやネズミ，蛇などを追って捕獲し，家をつくり，果物や木の実を採取し，芋など手で掘り返し，小川で魚や蟹などを生け捕り，食料を捌き，囲炉裏に火をおこし，（写真2）調理をする．これらの生活行動はすべて自分自身の身体の力に依存している．もちろん彼らは長い間，移動は徒歩でのみ行い，動物を家畜化して使役することもしなかったのである．

　身体の在り方という点で，ムラブリ人と文明世界に生きてきた現代人は双極をなすように対照的である．ムラブリ人の「身体」を知ることには現代の我々が「身体」とは何か，について本質的な問題を解く鍵が潜んでいると考えられ，発育や発達についても原始の状態で狩猟採集生活してきた人々を研究することで得られるものは少なくないはずである．

## 付　記

　なお，この研究課題は科研費-基盤研究（A）「人が生育する限界的環境に於ける発育発達（生活技術の発達を含む）と成熟の総合的研究（15H01763）研究代表者：大澤清二」「アジア採集狩猟民児童～大都市児童の発育発達多様性と環境の相互作用，含む標準値作製（23240098）研究代表者：大澤清二」と挑戦的萌芽研究「僧院における統制されたライフスタイルが少年僧の発育発達に及ぼす影響（26560028）研究代表者：大澤清二」，基盤研究（B）「ミャンマー135民族の民族服製作技術の残存調査と技術学習過程の最適化方法論の開発（18H00967）研究代表者：下田敦子」の補助を受けたことを付記する．

## 文　献

Bernazik, H. A.（1958）The Spirit of the Yellow Leaves, Robert Hale Ltd.（大林太良訳（1968）黄色い葉の精霊，東洋文庫，平凡社）

Boeles, J. J.（1963）Second expedition to the Mrabri（Khon Pa）of North Thailand, Journal of Siam Society, 51, 133-160

猪飼道夫，高石昌弘（1967）身体発達と教育，第一法規出版，165-179

Malina, R. M. and Bouchrd, C.（1991）Growth, Maturation and Pysical Activity, Human Kinetics, 187-204

森下はるみ（1977）スポーツと年齢，高石昌弘，宮下充正編，講座現代のスポーツ科学4，大修館書店，23

大澤清二（2016）人類発達史からみた身体発達研究の課題，子どもと発育発達，14, 42-49

大澤清二，下田敦子，二文字屋脩（2015）狩猟採集民ムラブリの子どもの遊びに関する記述的研究，発育発達研究，66, 1-15

大澤清二，下田敦子，シスコンタミット S，プラディッ

ト N（2018）思春期の身長発育スパートが見られないムラブリ人について，発育発達研究，80，30-38

Ohsawa, S, Sagawa, T.,Kokudo, S.（1985）Ubon Child Motor Development Study, Institute of Human Living Sciences, Otsuna Women's University, 34-35

Pookajorn, S.（1992）The Phi Tong Luang（Mlabri）, Hunter-Gatherer Group in Thailand, Odeon Store

Trier, J. and Jutland Achaeolorical Society（2008）Invoking the Spirit, Jutland Archaeological Society Publication, 60, 1-332

文部科学省（2017）平成28年度体力・運動能力調査, https://www.e-stat.go.jp/stat-search/files?page＝1&layout＝datalist&toukei＝00402102&tstat＝000001088875＆cycle＝0＆tclass1＝000001107355&second2＝1（参照日：2018年6月30日）

（受付：2018年7月1日，受理：2018年7月24日）

大澤　清二（おおさわ　せいじ）
現職：大妻女子大学副学長，理事，人間生活文化研究所長，博物館長，総合情報センター所長，日本発育発達学会会長，International Journal of Human Culture Studies 編集長

1946年生まれ．東京大学大学院修了（教育学博士）．筑波大学専任講師，東南アジア医療情報センター専門員を経て，1988年より大妻女子大学に奉職．
現在は狩猟採集民モーケンやムラブリをはじめとして東南アジア諸民族の発達調査を行っている．

[原　　著]　　　　　　　　　　発育発達研究　第 81 号　　　　　　　　2018：81：10-20

# 生涯にわたる首輪装着がカヤン女性の首の長さを
# どのように変えるか：いわゆる首長族，カヤン女性の
# 幼児期から 70 歳までの首の長さの年齢変化について

下田　敦子[1]　　大澤　清二[1]　　タンナイン[2]　　ジョネイ[3]

## Observation of transition of neck length of Kayan women wearing neck rings through their entire lives：
## neck length transition of the Kayan women, so-called Long neck tribes, which depends on their age from childhood to 70's

**Atsuko Shimoda[1], Seiji Ohsawa[1], Than Naing[2] and Kyaw Nyein[3]**

### abstract

　　Current of 21st century, in Demawso area, Kayah state, Myanmar, there are living Kayan women, so-called "Long neck tribes". They go through their daily life wearing long neck rings and ankle rings for their entire lives.

　　In this research, we investigate the influence on growth shape wearing neck ring. We compare women group who wear neck rings（wearer group）with group who do not wear neck rings（non-wearer group）in Demawso area, Kayah state. The result are as follows, comparing the neck length of both groups in each age group.

1．Wearing neck ring begins from childhood, and it continues all through their lives.
2．There is no wearing influence from childhood to early part of adolescent period.
3．It starts to appear the influence of wearing neck ring from "age 11 to under 15 age group", which we call it early part of adolescent period.
4．From "age 21 to under 30 age group", the difference between two groups have increased tremendously. The value t shows $t_0 = 2.703$. We observe the significant difference of average value between the two groups.
5．From 30's onward, statistic significant difference could be detected in both groups.
6．In "Over age 60's", neck length of "wearing group" is 12.18 cm. It is the longest length among all the age group. Neck length of "no-wearing group" is 7.65 cm, and the gap between "wearing group" and "non-wearing group" is 4.53 cm, and this gap is the biggest in all age group.
7．When height reaches the 140 cm at the early part of adolescent period, they wear much extended neck rings, and it will make big influence to growth & form afterward.

　　Considering the results mentioned above, we have investigated the influence on growth wearing neck ring

---

[1] 大妻女子大学人間生活文化研究所
[2] ミャンマー連邦共和国民族問題省
[3] ミャンマー連邦共和国カヤー州教育事務所
[1] Institute of Human Culture Studies, Otsuma Women's University
[2] Ministry of Ethnic Affairs, Myanmar
[3] Township office, Kayah state, Myanmar

in each age group. Wearing neck ring has big influence on the shape of women neck. In the near future, our research could be the valuable evidence for judging the matter of wearing neck ring.

**Key words**：Physique, Body proportion, Kayan, Body modification
形態，プロポーション，カヤン人，身体変工

## Ⅰ　研究の目的と意義

　ミャンマー最深部のカヤー州（Kayah state）に21世紀の現在でも，今なお長大な首輪や足環を装着したままで生涯を送る人々がいる（写真1）．人類学ではこうした人体に加工を加える行為（割礼，瘢痕，文身，纏足（てんそく）等）を身体変工（宇野，1997）と言ってきた．

　この研究で対象としているカヤン人ラフィグループ（以下，カヤン[注1]）には，概ね5歳くらいになると女の子の頸部と膝下に0.5 kg程度の真鍮製の首輪や足環を装着させる風習が存在する．やがて女児の発育に伴って首輪や足環が窮屈になってくると，首や下肢のサイズに合わせてより大型のものに交換する．彼女が成人に達したときはコイル状の首輪の全長は9 mにもおよび，足環との合計では3 kg程度の重さにもなる．首輪，足環は生涯にわたってずっと装着し続けられる（筆者の調査では，途中で何らかの理由によってはずしてしまう女性も少数ではあったが存在した（下田，2015））．筆者は試験的にこの首輪を装着してみたことがあるが，僅か数分で息苦しくなり，まったく頭の可動性を失ってしまい，簡単な動作すら覚束なくなってしまった．むろん到底労働や日常生活には耐えられない．ところが彼女たちはこの体重のほぼ10%にも達する重量負荷をまとって，日常生活を送っているのである．彼女たちは首輪と足環さらには腕輪まで装着した状態で畑仕事をし，背負子を担いで山中に分け入って山菜採りなどをしている．日常の労働すなわち家畜の世話，薪割り，火おこしと食事の支度，子どもの世話，機織，水汲みなども軽々とこなし，水浴びはもちろん，睡眠時においてさえも首輪や足環を装着したままである．一見するところ，身体の一部と化した首輪と足環が何の負担にもなっていないかのように行動しているのである（写真2）．

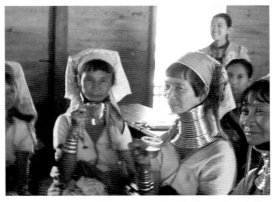

写真1　首輪を装着したままで生涯を送るカヤン女性

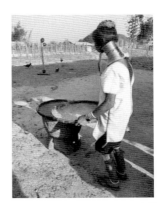

写真2　家事労働するカヤン女性

　では何故カヤン女性はそのような一見不合理と思えるような奇習を今なお伝承し続けているのか．この身体変工は現実にどんな影響を身心に与えるのだろうか．これ等の諸点について筆者らはこれまでにいくつかの視点から探求してきた（下田ほか，2015；下田・大澤，2017；Shimoda and Ohsawa, 2017）が，本論文ではカヤン女性の長年にわたる首輪の装着がどのような身体的な変形をもたらすのか．また，その変形は発育期の中の，何歳ころから現れてくるのかという問題に接近す

る.

　これまでに身体変工に関する研究は，従来は民族学など（宇野，1997；山本，2013；高谷，1990；内堀，1990）の分野で行われきた．しかしこの研究に直接関連した首輪装着の身体変化に及ぼす影響についてはほとんどまとまった知見は得られていない．かつて首輪を装着していたことがある一人の女性を調査した事例が報告されたことがあり（Roaf, 1961），また歯科学分野で1例報告がなされているのみである（Chawanaputorn et al., 2007）．

　これまでに本研究が目的とするような，身体変工が身体形質・体構またはプロポーションをどのように変え，子どもの発育をどのように変えるか，という身体発育学的観点からの研究は本研究が嚆矢である．

　この問題に接近するために，筆者らは首輪で頸部を固定したカヤン女性のグループと，装着していないカヤン女性のグループを設定し，彼女たちの協力の下に形質人類学的計測を行い，それらのデータから首輪装着と発育との関係を検討した．

　やがて，時代の変化に伴って首輪装着の習慣の是非が議論されるときがやってくると思われるが，この研究の成果がカヤン女性の自立を支援し，文化を保存するという現代的な課題に貢献するための科学的なエヴィデンスとしての基礎資料となることを期待する．

## II 研究方法

### 1．調査地

　調査地はミャンマー連邦共和国カヤー州ディモソー地区のS村，P村，R村である．同地は地図にも示したように，首都ネピードーから山道を東南にディモソー地区へ，そして，S村，P村，R村へと進んだ同国の最深部に当たる．この地区から数km東にはタイとの国境となっているタンルウイン河（日本名はサルウイン河）の激流が南北に貫流し，対岸はタイ領のメーホンソン県である（図1）．

### 2．調査地へのアクセス

　この地域は外国人の調査を行うことが困難なと

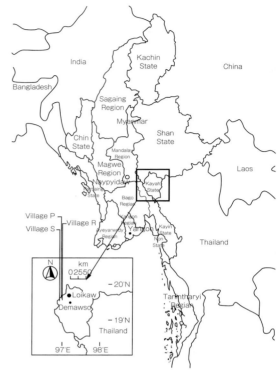

図1　調査地

ころでもあるので，この調査が実施できた理由を明らかにし調査結果の信頼性を示しておく．

　この調査を開始した2012年の時点では，外国人研究者がミャンマーにおいてフィールド調査を実施するのは極めて困難であり，特に最深部のタイと国境を接する同地で現地調査を行うことは民族問題その他の点で困難であった．しかし，2002年～2010年に行われた文部科学省国際協力イニシアティブの事業（代表研究者大澤清二）を経て，現地教育省，民族問題省，カヤー州政府との相互協力・信頼関係が形成され特別に州政府の調査許可と協力を得て実施することができた[注2]．

　筆者らはS村を調査のベースキャンプとして2012年の事前調査につづいて，2013年と2014年の乾季に，現地において人体測定と全村の世帯を対象とした悉皆の聞き取り調査を行った．

### 3．調査時期

　2012年乾季に事前調査を，2013年3月，2014年2月に本調査・測定を行った（写真3）．

## 4．調査対象者

調査地のカヤン女性のうち首輪を装着し実際に計測可能であった女性87名と，対象群として装着しないグループの女性たちを装着群に人数と年齢をマッチングして202名を選抜した．

首輪の装着者：ここで参考のために調査地区の世帯・人口調査を行政当局の特別の協力を得て実施している．この調査結果からすると100人（12.5%）の女性が首輪装着をしていた（下田，2015）（図2）．なお10歳代から20歳前半にかけては出稼ぎが行われているので，ここでは長期不在の者を除く全数調査を行った．

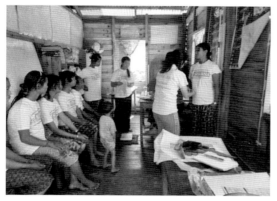

写真3 調査の様子（被験者は首輪を装着していないカヤン女性）

またさらに参考のため研究対象者の首輪・足環装着年数を図3に示したが，この情報は首輪，足環を初めて装着した年齢を明確に記憶していた52人の回答に基づいており，記憶が曖昧だった48人の情報は除外している．縦軸には研究対象者，横軸には年齢を示した．例えば"ID1"の女性は5歳で首輪を装着してから82年間装着し続けてきたということを示している．対象者全員が15歳までに首輪を装着していることは確実であり，その後，調査時点まで装着し続けている．

本研究ではこれらの首輪装着者全員を調査時の年齢で「6歳未満」「6歳以上から10歳以下」「11歳以上から15歳以下」「16歳以上から20歳以下」「21歳以上から30歳以下」「31歳以上から40歳以下」「41歳以上から51歳以下」「51歳以上から60歳以下」「61歳以上から70歳以下」の9つの年齢階級に区分し，この「装着群」に対して「非装着群」の女性についてもそれぞれ9つの年齢階級を設けこれを「対照群」としている．

首輪の非装着者：対照群は，首輪装着者と同じ村に居住する同民族のカヤン女性たちであって，本調査時において，首輪を装着した経験が全く無い女性である．この地区のカヤン女性については村内では大きな貧富の格差は無く，衣食住，労働の習慣などのライフスタイルも同じ，教育水準も

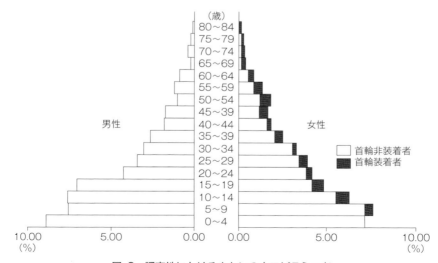

図2 調査地におけるカヤンの人口ピラミッド

元データは，1）S村，R村，P村の村長らが提供してくれた各村の2013年世帯調査データ（2013年2月），2）下田ほか（2015）による首輪装着者の悉皆調査データ（2013年2月）．

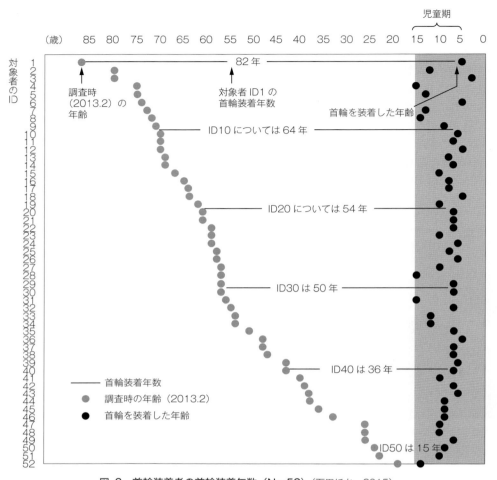

図 3 首輪装着者の首輪装着年数（N＝52）（下田ほか，2015）

ほぼ同じである．ところが，非装着群の若年女性の多くが村外に長期の出稼ぎに行っており，この年齢階級（16歳以上から20歳以下）の非装着者群の対象者を計測することができなかった．これに対して装着者は村に残っていた．

調査の実施に当たっては，カヤー州の首相の許可の下に，国務大臣，村長，小学校長が調査の趣旨，方法，安全性などについて懇切に説明をし，村民の全面的な了解と協力を求めた．聞き取り調査と測定に当たっては，現地で一人ひとりの対象者と面談し，改めて十分に調査の目的，内容を説明して，家族を含めて本人の了解をえた．

表1に本研究の調査対象者数を年齢階級別に示す．

## 5．検討する仮説

仮説として，カヤン社会において，発育期から首輪を装着している女性群と，装着経験がない女性群では，形態特に首の長さ（頸長）において差が有意に存在するかどうかを年齢段階別に比較検討する．このことによって何歳から首輪装着の効果が見られるようになるのかを明らかにする．なお，この仮説を検討するのに先立って，形態項目のうちから主要な11個の高径項目・長径項目および10個のプロポーションに関する示数indexを計算して，首輪装着群と非装着群の2群間の平均値の差を計量し評価した．これらの検討の結果（下田ほか，2015），最も際立って首輪装着の効果が見られた頸長に焦点を絞って，発育期を含めた生涯のどこで身体変工の影響が発現するのかを突

表1　カヤン人女性の首輪装着状況別，年齢階級別の調査対象者数（人）

| | | | | |
|---|---|---|---|---|
| 首輪装着者 | 15歳以下 | 6歳未満<br>6歳以上　から　10歳以下<br>11　から　15 | 8<br>10<br>2 | 87 |
| | 16歳以上 | 16　から　20<br>21　から　30<br>31　から　40<br>41　から　50<br>51　から　60<br>61　から　70 | 3<br>19<br>10<br>6<br>17<br>12 | |
| 首輪非装着者 | 15歳以下 | 6歳未満<br>6歳以上　から　10歳以下<br>11　から　15 | 16<br>114<br>21 | 202 |
| | 16歳以上 | 16　から　20<br>21　から　30<br>31　から　40<br>41　から　50<br>51　から　60<br>61　から　70 | 0<br>19<br>17<br>7<br>6<br>2 | |

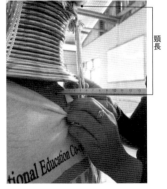

写真4　首の長さの計測図

き止めることにした．

## 6．計測方法

計測器は Martin 式計測器（GPM 社製の anthropometer）を用い，計測方法も同方法に準拠した．頸長の計測者は筆者である．

## 7．計測項目の定義

この研究プロジェクトでは身体計測項目として身長ほか11種類の形質人類学的計測を実施しているが，この論文では頸長に焦点を当てて検討する．

頸長の定義：頸長は頤高（おとがい）から胸骨上縁高を引いた値で求める．頤高は床面より頤点（Gnathion）までの高さ．頤点の定義は下顎下縁のうち，正中矢状面において最も下方に突出する点である．胸骨上縁高は床面より胸骨上点（Suprasternale）までの高さである（写真4）．

## 8．データ解析

①装着群と非装着群別に頸長と身長の実測値の関係を観察した．

②次いで年齢階級別に装着群と非装着群の頸長の平均値と標準偏差を算出し，両群の頸長の較差を評価した．さらに平均値の差をt値を求め検定（$\alpha=0.05$）し，この結果を図5に示した．

## III　結果と考察

### 1．頸長と身長の実測値の相関図の観察

頸長と身長の関係を相関図で示した（図4）．これには6歳の子どもから70歳の老人まで，289名全ての身長（横軸）と頸長（縦軸）の実測値が布置されている．首輪の装着者87名は「■」で，非装着者202名は「○」で示している．

身長と頸長は高い相関関係にある（H0：$p<0.05$）が，2群に分けて相関係数を取ると，首輪装着群は $r=0.762$，非装着群は $r=0.798$ であって，非装着群の相関係数は装着群の相関係数よりは有

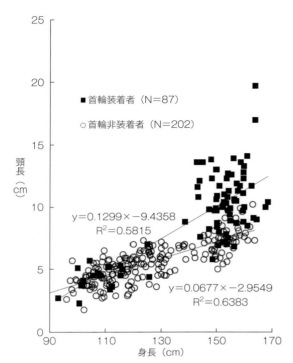

図4 カヤン人女性の身長と頸長（オトガイ端高-胸骨上縁高）の二次元散布図

意に高い（H₀：p＜0.05）．

　この2つの相関係数の差は首輪の装着の有無の差であろう．つまり装着群の相関係数の低さは首輪の長さが身長に対応していない場合があることを意味していよう．

　首輪装着群の身長は90 cm台から168 cmまでの範囲にあるが，これに対して頸長は21.3 cm〜19.7 cmの広い範囲に広がっている．一方，非装着群では身長の範囲は大差は無いが頸長は1.8 cm〜10.2 cmにあり，はるかに狭い範囲にあることが一見して明らかである．

　図4の散布状態を概観すると，身長が90 cmから140 cm台の範囲つまり子どもの集団では装着群「■」，非装着群「○」ともにほぼ直線的に増加している．しかし身長が140 cm付近からは装着群「■」の散らばりが大きく拡大している．これは装着群の多くの女性が140 cmの身長またはその年齢に到達したところで次々と首輪の長さを延長していることを反映している．

　しかし身長が同じ150 cmであっても，頸長はまだ6 cmの人もいれば13 cmの人もいる．この

ことは首輪の延長が必ずしも明確に身長に正確に対応しているわけではなく，個人によって大きく異なることを示唆する．つまり首輪の長さは一律に決まったものではなく，個人の判断によって延長のタイミングが自由に選択され，長さが選択されているのである．

　さらにグラフを観察すると，全体的にはカヤン女性の頸長は10 cmから最長で19.7 cmに広がっているが，頸長が14 cmまでと，それ以上の範囲とにはっきりと境界ができていることも注意すべきであろう．ここでは頸長が16 cmを超えている女性は僅かに2人だけである．この特に長大な首輪をつけている女性を例外的な人たちと考えると，装着者のほとんどは14 cm以下の首輪である．

　ここでこのグラフにおける両群の特徴を回帰方程式で比較してみると，非装着群「○」は一貫して直線的に右肩上がりの傾向線が引け，次式で表現できる．

（1）　$Y = 0.0677X - 2.9549$

　これに対して装着群「■」については指数関数が当てはまるような印象を受ける．しかし装着群の児童期から老年期に至るすべてのデータを一本の指数関数方程式で表現することにはやや問題がありそうである．つまりこのグラフでは発育過程のなかで，突然140 cmのあたりで，首輪が延長されることによって頸長が変更されるという一種の不連続性が含まれている．先の非装着群は人為的な外力が加わらないゆえに身長と頸長は1本の回帰方程式で表現しうるのに対して，装着群では発育の途中で数学的には線形性が崩れてしまうようである．

　このように身長が140 cm台にまで発育した時，思春期の前期に差しかかるときに，さらに延長した首輪を装着し続けるかどうかは，その後の発育と形質に大きな影響を与えるということになってゆくことをこのグラフは示している．

## 2．年齢階級別に見た装着群と非装着群別の分布

　次いで，年齢階級別にしてこれら両群の違いを比較してみる．

　図5に年齢階級別に見た装着群と非装着群別の頸長の分布を示した．ここでは平均値と不偏標

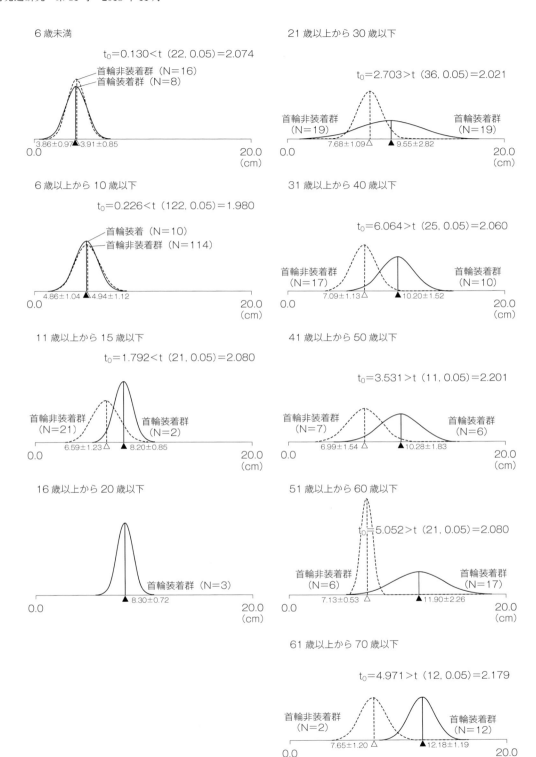

図 5 カヤン女性の年齢階級別，首輪装着群と首輪非装着群の頸長（オトガイ端高−胸骨上縁高）分布と平均の差の検定結果

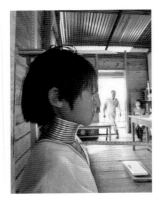

写真 5 首輪を装着しているカヤン女児

準偏差を手掛かりにして正規分布関数 (2) を仮定して分布を示しておく.

$$(2) \quad f(x) = \frac{1}{\sqrt{2\pi\sigma^2}} \exp\left(-\frac{(x-\mu)^2}{2\sigma^2}\right)$$

図5では年齢階級「6歳未満」「6歳以上から10歳以下」「11歳以上から15歳以下」「16歳以上から20歳以下」「21歳以上から30歳以下」「31歳以上から40歳以下」「41歳以上から50歳以下」「51歳以上から60歳以下」「61歳以上から70歳以下」別に対象者数,平均値,不偏標準偏差を示し,また「首輪装着群と非装着群の平均の差の検定,$H_0: \alpha = 0.05$」に関する結果を示している.

写真5は首輪を装着しているカヤン女児である.「6歳未満」では両群ともに頸長は4cm未満であって,分布も大きな広がりを示さず,ほぼ2群「首輪装着群と非装着群」は重なっていて,t値は0.130と小さく平均値間の差は検出されない.つまり,カヤン女性は5歳辺りから首輪を装着するのであるが,この頃ではせいぜい5cm程度の小さなものであって,しかも装着期間が1~2年しか経過していないために,頸長にはほとんど影響していない.首輪を装着していても実際の頸長を変えるほどの大きさのない,無理のない大きさの首輪を最初につけているのである.

「6歳以上から10歳以下」の階級でも頸長の平均値は装着群が4.86cm,非装着群が4.94cmである.前期と同様に,ほぼ2群は重なっていて,t値は0.226と小さく平均値間の差は検出されない.思春期の前期では,装着による効果は未だ発現していないのである.

「11歳以上から15歳以下」の年齢階級では,いよいよ思春期に入り,装着の影響が現れてくる.頸長の平均値は装着群が8.20cmと前期より3.34cm拡大している.これに対して非装着群は6.59cmであって前期より1.65cm発育している.これに対して装着群は倍くらい非装着群よりは頸長が長くなっている.この年齢階級での両群の差はt=1.792となっており,帰無仮説棄却域に近づいている.

「16歳以上から20歳以下」の階級では,非装着群の女性全員が出稼ぎに行っており,彼女たちは長期にわたり不在であって調査不可能であった.従って,装着している女性のみを測定している.これによると,頸長の平均値は8.30cmであった.「11歳以上から15歳以下」の年齢階級の平均値と比べると0.1cm増大しているもののきわめて小さな変化しかない.

「21歳以上から30歳以下」の階級では,装着群の頸長の平均値は9.55cmと前の年齢段階より1.25cm頸長が長くなっている.また同時に個人差も大きくなっている.対する非装着群は平均値が7.68cmであって,両群の較差は非常に大きくなり,t値はt=2.703となり,平均間の有意差が検出されている.

装着群では前の年齢階級のデータがないのでこの間の発育の状況は想像の域を出ないが,「11歳以上から15歳以下」の段階でt=1.792と差はかなり拡大していたので,たぶん「16歳以上から20歳以下」の段階でさらに両群の差は拡大していると思われ,つづく「21歳以上から30歳以下」で差は明らかになり,t=2.703となっているのであろう.特に,装着群のばらつきが非常に大きくなり,標準偏差が0.72から2.82cmにも拡大している.このように首輪装着の発育に及ぼす影響は,思春期から明らかになり始め,青年期に入ってますます大きくはっきりしてくるのである.

さらに,「31歳以上から40歳以下」の階級では装着群の頸長は10.20cmとなり,平均値が10cmを超える.非装着群と比べてもその差は一層拡大しており,t=6.064であって,平均値間の差は6シグマを超える.両群の較差は非常に大きくなる.

「41歳以上から50歳以下」の階級では装着群の

平均値は 10.28 cm とさらに少し拡大し，前期同様に大きな差が両群間に検出されている．

「51 歳以上から 60 歳以下」の階級では装着群の平均値は 11.90 cm と一層頸長は長大となり，非装着群との差は 4.77 cm にまで拡大する．前期同様に大きな差が両群間に存在し，平均値間の差は非常に大きい．

そして「60 歳以上から 70 歳以下」では頸長は 12.18 cm と全年齢階級の最大となり，非装着群 7.65 cm との差も 4.53 cm であって，両群の差はむろん有意である．

以上，年齢階級ごとに両群間の差を分布の位置と広がりを平均値と標準偏差を手がかりとして検討した．その結果，年齢階級の上昇に従って，2 つの群間の頸長の差が現れ，思春期を境にしてその差は拡大してゆく．20 歳代では分布の位置と散布状態の大きな違いが見られる．さらに 30 歳代以降は統計的な有意差を検出するとともに，両群の差は決定的になって，首輪の装着者と非装着者の頸の形状は大きく違いを見せ，この傾向は変わることなく老年期まで続いている．

また，首輪装着の発育・加齢に対する影響を年齢階級別に検討してみたが，首輪装着が頸の形状に与える影響は非常に大ききものがある．

首輪の装着はカヤン女性にとっては自らのアイデンティティーにもかかわる象徴的な身体文化である．しかし一方では徐々に首輪を装着しない世代も増えている．首輪装着をめぐってさまざまな議論がすでに存在しているようである．伝統文化の継承と彼女たちの身体発育や健康との関係からも将来的にはその是非をめぐって議論がなされていくと思われるが，この研究がそうした議論をする際の科学的な基礎資料となることが期待される．

下田ほか（2015）はこの問題に関連して，既に身体変工の影響を高径指標全般にわたって検討して，装着している女性は装着していない女性と比べて，大きな体構上，プロポーション上の変容をきたすことを明らかにした．この中で特に頸部を中心として胸骨上縁より上部に於ける影響は著しく，肩の位置，上肢への影響，特に頸長への影響が有ることも明らかにしたが，この研究ではさらにこの問題を発育との関連から探求し，年齢階級別にこの問題を検討したところ，思春期を分岐点として発育・加齢に伴って大きな影響が認められることが明らかになった．

## 注

注1）カヤー人ラフィグループ別称「パダウン人」ともいう．生業を農業とし，チベットビルマ語系ビルマ語派カヤン語を母語とし，アミニズム，キリスト教，仏教を信仰する．

注2）2012 年には，ミャンマー国内には，外国の報道機関は存在せず，特派員もおけなかった．外国人研究者が調査目的で入国するは困難であった．従って僅かに漏れてくる情報を手掛かりにしてミャンマーの国内情勢を想像するしかなかった．このような鎖国状態において，外国人研究者がミャンマー最深部の村々に立ち入り，習俗を調査したり，人体計測をすることはまず不可能であった．

筆者らは数々の僥倖に恵まれてカヤー州の高官に接触することができ，やがて州首相から公式の 10 年間に及ぶ調査許可を得ることができた．これを受けて現職の州大臣が調査地まで案内し，優秀な公立学校の女性教員たちを選抜していただいた．村々では暖かい歓迎を受け，全面的な協力を得ることができた．収集された資料に対しては，カヤン女性の自立を支援し，文化を保存するという現代的な課題に貢献できる基礎資料となることが関係各方面から期待されている．

## 謝　辞

カヤー州政府前首相 U Khin Maung Oo 閣下におかれましては，本研究に強い関心を持ってくださり，カヤー州ディモソー地区における調査を許可してくださいましたことに心より感謝いたします．多くの助言を頂き，調査行程中は安全を確保してくださいました．カヤンの人々の文化の伝承と，健康維持のために，少しでもお役に立てて頂けることを祈って本論文をここに公表いたします．

同州政府前電力担当大臣 U Saw Hu Hu 閣下におかれましては，首相閣下の指示のもとで調査実施のための全ての手配をしてくださいました．調査地まで誘導をして頂き，優秀な公立学校の女性教員たちを選抜してくださいました．

本研究はほんとうに多くの方々が支えてくださいました．学校を宿舎としてご提供頂き，快適な寝室と浴室，貯水タンクを設えて下さった Daw Bel Thar 校

長，調査期間中，調査員全員の食事を準備してくれたDaw Aye Aye Thin 先生と Daw Ree Myar 先生，生活用水を宿舎まで毎日運んでくれたカヤンの子どもたち，S 村の村長さん，R 村の村長さん，P 村の村長さん，調査員として協力してくれた Daw Palyar Myar 先生，Daw Mu Lone 先生，Daw Naw Taree Dar Htoo 先生，Daw Victoria 先生，Daw Naw Aye Aye Naing 先生，Daw Shwe Zar 先生，U Saw Richard 先生，Daw May Vee 先生，Daw Law Rar Nwet 先生，Daw Naw Lay Lay 先生，U Nay Myo Lwin 先生，Daw Htaik Htaik Aung 先生，長距離を運転してくれた U Myo Myint Zaw さん，そして，村のカヤンの皆さんに心より感謝の意を述べさせて頂きます．

## 付　記

　なお，この研究課題は日本学術振興会科学研究費助成金「基盤研究（B）」『東南アジア伝統衣服製作技術体系の解明と伝承教育最適化のためのプログラム開発』（26301001，研究代表者：下田敦子），基盤研究（B）「ミャンマー 135 民族の民族服製作技術の残存調査と技術学習過程の最適化方法論の開発（18H00967）研究代表者：下田敦子」，基盤研究（A）「人が生育する限界的環境に於ける発育発達（生活技術の発達を含む）と成熟の総合的研究（15H01763）研究代表者：大澤清二」「アジア採集狩猟民児童〜大都市児童の発育発達多様性と環境の相互作用，含む標準値作製（23240098）研究代表者：大澤清二」の補助を受けたことを付記する．

## 文　献

宇野公一郎（1997）身体変工の文化，体育の科学，47，494-499

下田敦子，Than Naing，大澤清二（2015）児童期からの首輪装着は成熟後の形態と体構にどのような影響を及ぼすのか―カヤン人女性の高径データの分析から―，人間生活文化研究，25，272-286

下田敦子，大澤清二（2017）カヤン女性の首輪による身体変工の美醜に関する計量的研究，人間生活文化研究，27，610-620

Shimoda, A. and Ohsawa. S（2017）Perception of neck ring wear using SD Method, Int J Human Culture Studies, 27, 638-644

山本芳美（2013）身体変工―身体観の博物誌―，フォーラム，10，113-126

高谷紀夫（1990）身体変工，大林太良，杉田繁治，秋道智彌編，東南アジア・オセアニアにおける諸民族文化のデータベースの作成と分析，国立民族学博物館研究報告別冊，11，87-91

内堀基光（1990）首狩りと身体変工の相関関係，大林太良，杉田繁治，秋道智彌編，東南アジア・オセアニアにおける諸民族文化のデータベースの作成と分析，国立民族学博物館研究報告別冊，11，183-186

Roaf, R.（1961）Giraffe-necked women, The Journal of Bone and Joint Surgery, 43B, 114-115

Chawanaputorn, D., Patanaporn, V., Malikaew, P., Khongkhunthian, P., Reichart, P. A.（2007）Facial and dental characteristics of Padaung women（long-neck Karen）wearing brass neck coils in Mae Hong Son Province, Thailand, Am J Orthod Dentofacial Orthop, 131, 639-645

（受付：2018 年 6 月 23 日，受理：2018 年 8 月 3 日）

下田　敦子（しもだ　あつこ）
現職：大妻女子大学人間生活文化研究所
　　　専任講師

博士（生活科学）．専門は，民族服飾学，生活技術論．フィールドは，タイ北部からミャンマー東部にかけての少数民族が暮らす山岳地域．
主な著書：無文字社会における染織技術の伝承（家政教育社 2015），カヤン女性の身体変工・装飾と価値体系（家政教育社 2015）．

［原　　著］ 発育発達研究　第 81 号 2018：81：21-31

# 狩猟採集民ムラブリの体重，座高および長い発育期と生涯を 2 期に分ける BMI の特徴について

大澤　清二[1]　　下田　敦子[1]　　シスコンタミット　サターバン[2]
プラディット　ナリット[2]

# Characteristics of body weight, sitting height and body mass index of the hunter-gatherer group（Mlabri people）that divides the long growth period and lifetime into two phases

**Seiji Ohsawa[1], Atsuko Shimoda[2], Sataban SRISUKONTAMIT[2] and Narits PRADITS[2]**

### abstract

Mlaburi people lived in the forests until the end of the 20th century and lived in hunter gatherers. In this study, we analyzed the data of a total of 124 people concerning the growth process of the Mlaburi's physique（body weight, sitting height, Body Mass Index）. As a result, the following new findings were obtained.

1．About Mlabri's weight and sitting height, during the process of their adolescent growth, a period of females over males is continued for ten years.
2．Both males and females have a very long adolescence.
3．Throughout Mlabri's lifetime, the twenties are the heaviest.
4．Neither gender nor adolescent spurt at sitting height can be recognized.
5．In the overall observation of the lifetime, BMI can be divided into "Child's body type" and "Adult body type". Obesity is not observed in Mlabri.

**Key words**：Mlabri, growth, weight, BMI, sitting height
ムラブリ，発育，体重，BMI，座高

## I　ムラブリ人おける身体研究の目的と意義

　ムラブリ人は 20 世紀の末まで，深い森を遊動する狩猟採集民であった．この調査が行われた 2012 年から 2016 年は定住を始めてから日が浅く，彼らが今まで森の中で生きてきた長大な時間からすれば定住生活はまだわずかな時間しか経過していない．

　この研究のねらいは狩猟採集生活していた人びとの身体の発育過程を明らかにし発育に関連する諸学に新たな基礎資料を提供することである．特にこの報告ではムラブリ人の体重，座高，BMI に関する生涯にわたるデータを示し，その特徴を記述する．

　彼らは別称でピートンルアン（Phi Tong Luang, 黄色の葉の精霊）とも呼ばれる（Bernazik, 1958；

[1]大妻女子大学人間生活文化研究所
[1]Institute of Human Culture Studies, Otsuma Women's University
[2]School Health Education Research Network in Asia

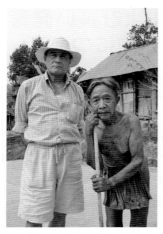

図1 ムラブリ人の老人と筆者（2012年3月）

Boeles, 1963). この研究で対象とした人々は20年ほど前までは北タイの深い森を遊動していたが, 現在ではナーン県バーンルアン郡のファイユアックという地区に定住している. そのために近年になって研究対象として比較的に安定的に聞き取り調査や測定を試みることが可能になった.

著者らは2012年から国立山地民博物館（チェンマイ）, タイ国公共福祉局などの協力を経てムラブリ人の生活, 文化, 身体形質と身体能力に関する調査を継続してきた.

彼らの身体を探求することは, 人類史上の発展段階において, 我々の祖先が移動生活から定住生活に転換した時代の身体発育と発達を探求する上での貴重な手がかりを与えてくれるはずである. (大澤, 2016；大澤ほか, 2018)

すでにタイ人研究者のPookajorn (1992)とそのチームはFord財団の支援の下でEthnoarchaeology（人類考古学）の視点から, ムラブリ研究を実施して, 多くの興味深い成果を挙げている. その中には身体形質に関する貴重な基礎資料も報告されており（Kosulwat, 1992）, ムラブリ人の身体に関する情報を断片的に知ることができる. しかしこれらは貴重ではあっても, 非常に限定的な数例のムラブリ人から得た資料であり, また幼児から老人までをカバーするものとはなっていないので, これらの資料から本格的にムラブリ人の発育を知ることは難しい. しかしこの調査はムラブリ人が定住を始める以前に行われており, それ故に, 当時, 少人数のグループで森を移動し続ける彼らの協力を得ることは極めて困難だったと想像する.

本研究ではムラブリ人を対象として発育を議論するための十分なデータを収集し, これらの基礎資料に基づいてムラブリ人の体格（体重, 座高, BMI）について1.5歳から60歳までの生涯にわたる年齢変化を記述し, その特徴を明らかにする. 当然ではあるが, この種のデータは従来報告されたことはなく, この報告が嚆矢である.

## II 研究方法

### 1. 調査対象, 解析データ

ムラブリ人の1.5歳から60歳まで男57人, 女67人（全人口が300人程度であるのでその41％程度にあたる.）を対象とした. 測定は調査期間（2012年から2016年）に25歳までは男女ともに4回測定している. いずれも8月（雨季）と2月（乾季）に行っている. ただし25歳以上については1回（雨季）しか測定を行っていない. 測定は基本的には午前中9時から11時までに行っている.

データセットは上記の測定を4.5年間にわたって行った124人分のデータ（男236, 女258サンプル）をプールして構成したものであるので, mixed longitudinal studyの一種による資料である. 年齢の扱い方はすべての対象者の生年月日（タイ政府が行った調査によるデータを参考にした）と計測日から10進年齢に換算している. 一般に発育データの解析は, 一年に1回の計測データを当該年齢の値として用いているが, この方法では大きな誤差を含むので, ここでは誤差を最小限に抑えることを考えた.

なおムラブリ人に関する調査に当たってタイ国内のSHERNA (School Health Education Research Network Asia (Thailand, Chiangmai))がタイ政府の現地事務所はじめとして, 長年にわたる友好信頼関係により同地区住民代表らの全面的な了解と, 協力をいただくほか調査対象者となるご自身, ご家族の了解を得て行われた. また収集されたデータはこの学術研究目的以外には使用しないこととしている.

発育発達研究 第81号 2018年11月

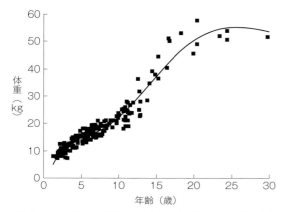

図2 ムラブリ人(男)の発育期の体重発育(1歳〜30歳)

## 2．計測方法

形態計測はMartin方式で行っているが，座高，体重は日本の学校保健法施行規則に従った．

## 3．計測場所

タイ国ナーン県バーンルアン郡プーケン村ファイユアック区内(ムラブリ人の定住地内)である．

## 4．計測者

著者らおよび現地在住の補助者2名

## III　結果と考察

### 1．体重の発育

1）男の体重発育

ムラブリ人の1.5歳から30歳までの記録によって発育期における体重の発育経過を観察する．そこで得られたデータから発育経過を推定する方程式を求めた．その結果(1)の9次多項式が最も推定精度の高い方程式であった．ここで相関係数は$r=0.954$であり，決定係数$r^2=0.91065$，補正$r^2=0.90131$である．

この(1)によって1.5歳から30歳までの発育期における体重発育経過を高い精度で推定することが可能となる．

図2には(1)によって推定された体重の発育曲線が描かれている．

(1) $Y = -6.19264 + 11.64102X - 2.67679X^2$
$+ 0.3198X^3 - 0.01948X^4 + 6.69E-4X^5$
$-1.36E-5X^6 + 1.61E-7X^7 - 1.04X^8$
$+ 2.81E-12X^9$

ここでXは月齢，Yは体重である．

このグラフでは体重発育曲線は1.5歳の6.2 kgからスタートする．2歳で8.2 kg，3歳で11.8 kg，4歳で13.7 kg，5歳では14.8 kgと急激に増加する．5歳あたりでゆるやかな増加に転じ，8歳では18.3 kgとなる．再び8歳ころより発育曲線の勾配は大きくなり始め，9歳では20 kgに到達する．9歳ころから直線的に増加してゆく．13歳で31 kgになる．この年齢から10歳代後半に向けて同様に増加経過をたどって19歳では48.5 kgとなる．19歳辺りから発育曲線の傾斜は緩やかになり，25歳まで非常にゆっくりと増加してゆき，最終的な到達体重は55 kgとなる．これがムラブリ人青年男の体重の発育経過である．

2）男の体重の発育速度

次に体重の発育速度を求めると(2)のような一階微分方程式が得られる．

(2) $Y = 11.64102 - 5.35358X + 0.9594X^2$
$- 0.07792X^3 + 3.34 \times 10E-3X^4$
$- 8.13 \times 10E-4X^5 + 1.13 \times 10EX^6$
$- 8.31 \times 10EX^7 + 2.53 \times 10E-11X^8$

これを図3で示す．

これによって年間発育速度を観察すると以下のようである．

1.5歳で最大の発育速度6.2 kg/年を示す．これ以降は発育速度は急速に減少して，5.5歳付近で1.0 kg/年となる．再び6歳から加速が始まり，10歳で2.5 kg/年，11歳で2.8 kg/年，12歳で3 kg/年，13歳で3.2 kg/年と徐々に発育速度のピークに近づいてゆく．14歳で3.3 kg/年とピークに達する．ピークの後は徐々に減速するが，その過程は非常に緩慢である．速度が0になるのは男の場合は25歳である．

ムラブリ人の体重発育速度は身長(大澤ほか，2018)のように青年期まで直線的に減速してゆかずに，一度5歳〜6歳で減速傾向が停止し，一転して10歳あたりまで加速して，13歳〜15歳にかけて思春期の発育スパートとも見られる現象が現れている．

身長発育では思春期スパートが見られなかったのであるが(大澤ほか，2018)，体重では図3のよ

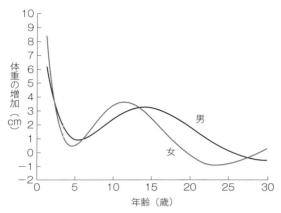

図3 ムラブリ人（男女）の体重増加速度（1歳～30歳）

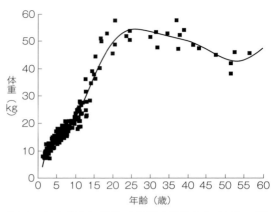

図4 ムラブリ人（男）の生涯の体重変化（1歳～60歳）

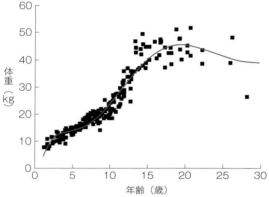

図5 ムラブリ人（女）の発育期の体重発育（1歳～30歳）

うに1回だけ大きくなだらかな幅の広い山が出現している．この低く緩やかな山を思春期のスパートと考えるかどうかは慎重に判断すべきであるが，この非常に長い期間の山は25歳まで続いている．図4によってムラブリ人の60歳までの生涯の体重の変化を観察すると，20歳以降は徐々に体重は低下してゆき，50歳あたりで最低になっている．50歳ころの体重は45kg前後であって，25歳の体重より約19％も少ない．

3）女の体重発育

男と同じように，1.5歳から30歳までの発育期のデータを用いて最も当てはまりのよい方程式を求めると，以下の9次多項式が得られる．ここでXは月齢，Yは体重である．

(3) $Y = -9.52438 + 16.52627X - 4.73398X^2 + 0.67513X^3 - 0.04958X^4 + 2.06E-03X^5 - 5.05E-05X^6 + 7.25E-07X^7 - 5.64E-09X^8 + 1.84E-11X^9$

ここで相関係数は $r = 0.9716$，$R^2 = 0.9441$，補正 $R^2 = 0.94222$ である．

図5には(3)で描かれた体重発育曲線が示されている．これによると，体重は1.5歳の6.5kgから始まり，2歳では8.5kg，3歳で11.8kgと増加する．4歳では13.7kgとなる．4.5歳でひとまず増加が緩慢になり，7歳，8歳で再び増加傾向に転じて，10歳あたりからさらに15歳あたりまで直線的に増加している．最大値は19.6歳の45.8kgであるが15歳を過ぎるころから個人差が大きくなる．個人差については，男より女のほうが大きいのが特徴的である．

4）女の体重の発育速度

次いで，体重の発育速度を求めるために1階微分方程式を求めると以下の(4)が得られる．

(4) $Y = 16.52627 - 9.46796X + 2.02539X^2 - 0.19832X^3 + 1.03E-02X^4 - 3.03E-04X^5 + 5.07E-06X^6 - 4.51E-08X^7 + 1.65E-10X^8$

(4)によって体重発育速度をグラフにすると前出の図3が得られる．これによれば発育速度曲線の形は男の場合とほぼ類似しているが，女のほうが男より位相が前に来ている．特徴としては，乳幼児期の発育速度が急に減速して，4歳で0.5kg/年まで落ちる．この減速の谷は男より1年以上早く訪れる．そして再び5歳から11歳あたりまで加速して行く．このように10歳～12歳にか

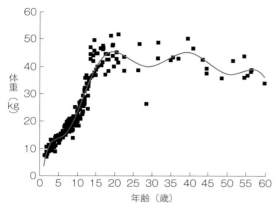

図 6　ムラブリ人（女）の生涯の体重変化（1 歳〜60 歳）

けて思春期の発育スパートとも見られる現象が現れている．女のほうが男よりピークの出現時期が 2.5 年ほど早く，女のピークは 11.4 歳である．ピーク値は男が 3.3 kg/年であるのに対して女は 3.6 kg/年であって，少しだけ高い．ピーク出現の後は思春期から青年期を経て 19 歳までゆっくりと減速してゆく．体重は 20 歳を過ぎると減少してゆく．

これを 60 歳まで延長して生涯の変化を観察すると図 6 のようである．50 歳を過ぎるころは 40 kg 前後と軽量になり，60 歳まで老年期に向けて少しずつ体重が減少して行く．

ムラブリ人の身長は，男は 160 cm，女は 150 cm に達しない低身長であった（大澤ほか，2018）が，これに対応して体重も軽く，男では 20 歳の最も重いときでも 55 kg，女は 45 kg 程度である．これらの値は日本人の標準値にしてみると男では 14 歳，女では 12 歳に相当する．

5）体重の性差

性差に注目して表 1 の推定値による男女の比較を行う．これを観察すると，1.5 歳から 3 歳までは女のほうが大きい．3.5 歳では男女等しく 12.8 kg である．4 歳〜8 歳までは男のほうが僅かに大きい．しかし 8.5 歳〜17 歳までの思春期を含む長い期間女の体重は男より大きい．女が男を凌ぐ期間は，日本人ではわずか 2 年間であるが，ムラブリ人では思春期を中心にして児童期と青年期の数年間の計 8.5 年間の長期にわたって女の優位が見られるのである．これは身長においても観

表 1　ムラブリ人の体重の性差（1 歳〜25 歳）

|  | 男 | 女 | 性差 |
| --- | --- | --- | --- |
| 1.5 | 6.2 | 6.6 | −0.4 |
| 2.0 | 8.5 | 9.3 | −0.8 |
| 2.5 | 10.5 | 10.9 | −0.4 |
| 3.0 | 11.8 | 12.1 | −0.3 |
| 3.5 | 12.8 | 12.8 | −0.0 |
| 4.0 | 13.7 | 13.3 | 0.4 |
| 4.5 | 14.2 | 13.6 | 0.7 |
| 5.0 | 14.8 | 13.9 | 0.9 |
| 5.5 | 15.3 | 14.2 | 1.1 |
| 6.0 | 15.7 | 14.6 | 1.1 |
| 6.5 | 16.3 | 15.2 | 1.1 |
| 7.0 | 16.9 | 16.0 | 0.9 |
| 7.5 | 17.4 | 16.9 | 0.5 |
| 8.0 | 18.3 | 17.9 | 0.4 |
| 8.5 | 19.1 | 19.2 | −0.1 |
| 9.0 | 20.0 | 20.6 | −0.6 |
| 9.5 | 21.2 | 22.2 | −1.0 |
| 10.0 | 22.3 | 23.6 | −1.3 |
| 10.5 | 23.5 | 25.4 | −1.8 |
| 11.0 | 25.0 | 27.2 | −2.1 |
| 11.5 | 26.4 | 29.0 | −2.6 |
| 12.0 | 27.8 | 30.9 | −3.0 |
| 12.5 | 29.5 | 32.4 | −2.9 |
| 13.0 | 31.0 | 34.2 | −3.1 |
| 13.5 | 32.5 | 35.9 | −3.3 |
| 14.0 | 34.4 | 37.5 | −3.1 |
| 14.5 | 35.9 | 39.9 | −3.0 |
| 15.0 | 37.4 | 40.1 | −2.7 |
| 15.5 | 39.2 | 41.4 | −2.2 |
| 16.0 | 40.5 | 42.4 | −1.8 |
| 16.5 | 42.0 | 43.4 | −1.3 |
| 17.0 | 43.5 | 44.1 | −0.4 |
| 17.5 | 44.9 | 44.7 | 0.2 |
| 18.0 | 45.1 | 45.2 | 0.9 |
| 18.5 | 47.5 | 45.5 | 1.9 |
| 19.0 | 48.5 | 45.7 | 2.8 |
| 19.5 | 49.5 | 45.8 | 3.7 |
| 20.0 | 50.6 | 45.8 | 4.8 |
| 20.5 | 51.4 | 45.6 | 5.8 |
| 21.0 | 52.1 | 45.4 | 6.7 |
| 21.5 | 52.8 | 45.1 | 7.7 |
| 22.0 | 53.4 | 44.7 | 8.7 |
| 22.5 | 53.9 | 44.3 | 9.6 |
| 23.0 | 54.3 | 43.8 | 10.5 |
| 23.5 | 54.6 | 43.3 | 11.3 |
| 24.0 | 54.9 | 42.8 | 12.0 |
| 24.5 | 55.0 | 42.3 | 12.8 |
| 25.0 | 55.1 | 41.9 | 13.4 |

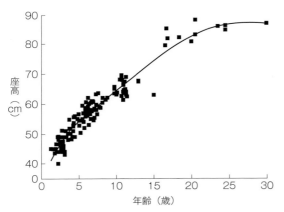

図7　ムラブリ人（男）の発育期の座高発育（1歳～30歳）

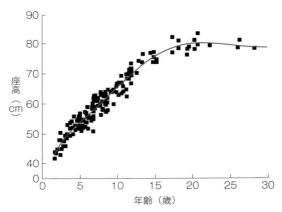

図8　ムラブリ人（女）の発育期の座高発育（1歳～30歳）

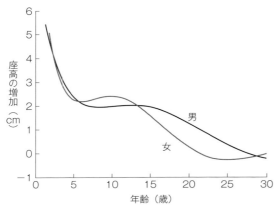

図9　ムラブリ人（男女）の座高増加速度（1歳～30歳）

察されたことであって，ムラブリ人の発育の特徴の一つである．ムラブリ人は幼児期から思春期の全期間を通じて女のほうが男より大型である．

## 2．座高の発育

1）男の座高

男の1.5歳から30歳までのデータをもちいて座高の発育過程の方程式を求めると，最も推定のよいのは9次多項式であった．

(5) $Y = 32.7555 + 7.8543X - 1.14631X^2 + 0.11374X^3 - 0.00621X^4 + 1.94131E-4X^5 - 3.59444E-6X^6 + 3.90973E-8X^7 - 2.31132E-10X^8 - 5.73581E-13X^9$

ここで相関係数は $r = 0.981$，$R^2 = 0.96244$，補正 $R^2 = 0.96035$ である．

図7（男）によれば座高の発育過程は5歳までは緩やかな上方に凸の曲線を描くが，55 cmを越える5歳以降はほぼ直線的に幼児期から青年期まで単調に増加している．13歳で70.6 cm，18.5歳で80.7 cmとなり，20歳の82.7 cmを過ぎてようやく減速し，25歳の87 cmあたりで発育が停止する．

2）女の座高

これに対して女の1.5歳から30歳までの座高発育過程の方程式を求めると，最も推定のよいのは9次多項式であり，以下のようである．

(6) $Y = 31.25971 + 9.98532X - 2.02687X^2 + 0.26699X^3 - 0.01926X^4 + 7.96419E-4X^5 - 1.95331E-5X^6 + 2.81285E-7X^7 - 2.19816E-9X^8 + 7.19636E-12X^9$

ここで相関係数は $r = 0.979$，$R^2 = 0.9586$，補正 $R^2 = 0.95648$ である．

図8（女）では16歳～17歳まで直線的に増加し，18歳から20歳でピークに至り，21歳に80 cmあたりで停止する．男女ともに身長や体重の場合と同じように，長期にわたる発育期が認められる．

3）座高の発育速度

さらにこれらを1階微分して座高の発育速度を計算し，得られた方程式によって求めた座高の発育速度曲線を図9に示した．

これによれば，1.5歳では男女ともに発育速度は5 cm/年を越え生涯で最大である．以降は身長

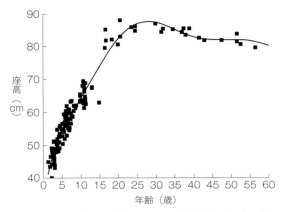

図 10　ムラブリ人（男）の生涯の座高変化（1 歳〜60歳）

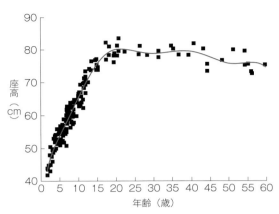

図 11　ムラブリ人（女）の生涯の座高変化（1 歳〜60歳）

や体重と同じく急に減速して男は 7 歳，女では 5 歳あたりで発育速度はそれぞれ男 2 cm/年，女 2.2 cm/年程度になる．男は 7 歳で 2.0 cm/年となるが，その後もこの水準が 15 歳あたりまで継続している．15 歳からは発育速度は緩慢に減少して，25 歳過ぎまで継続している．日本人の場合などでは座高の発育は 10 歳台の半ばを過ぎるとほとんど停止するのであるが，ムラブリ人では 20 歳代まで発育し続けているのである．

一方，女の場合は 5 歳に発育速度が停滞してから，その後わずかに速度を増して 10 歳の 3.0 cm/年あたりまで増加し，10 歳以降は緩やかに 10 歳代後半まで減少し続けて，速度が 0 cm になるのは 20 歳を過ぎてからである．このように女の場合も非常に長い発育期間が認められる．

4）生涯全体を通した座高の観察

男の場合（図 10）によると座高は 25 歳を頂点にして徐々に減少して 40 歳代以降は 80 cm〜82 cm の範囲にある．女（図 11）は 40 歳前半までは 80 cm 前後にあるが，その後少しずつ減少して 50 歳以降は 75 cm あたりになる．このように男女ともに青年期のほうが壮年期，老人期よりも座高が大きく，加齢とともに座高が小さくなっていく傾向が見られる．

5）座高の性差について（表 2）

男女ともに座高の発育過程は類似している．身長が対数関数的に増加していたのに対して，座高はやや直線に近い形状である．男女ともに 1.5 歳から 8 歳まではほぼ同様の発育過程であって性差は見られない．8 歳では男 60.4 cm，女 60.7 cm で僅かに女が男を上回るが，この性差は徐々に広がって，13 歳〜13.5 歳で差は最大の 1.8 cm となる．それ以降は性差は小さくなってゆき，やがて 17.5 歳で男（79.1 cm）が女（79.0 cm）に追いつく．18 歳からは男（79.8 cm）が女（79.4 cm）より大きくなり，18 歳以降は差は拡大して 25 歳では男 86.7 cm に対して女は 79.8 cm となる．この傾向は生涯変わらず男のほうが大きい．このように観察すると，ムラブリ人は座高に関しても身長，体重に見られたのと同じように，女が男を上回る期間が 10 年間と非常に長く，日本人の 2 年間と比べるとはるかに長期である．

### 3．ムラブリ人の BMI について

ここでは最も国際的に広く利用されている BMI（Body Mass Index）によってムラブリ人の体型の発育変化を観察する．

BMI は一般に日本人などでは発育に伴って幼児期から青年期へ，そして壮年期へと値は徐々に上昇してゆく．それ故に BMI の評価は年齢段階にそって基準値を変更しなければならないとされ，一方ではそれに対する改善策として，文部科学省が独自の肥満と痩せの年齢，性別の回帰式を用いた判定方法を採用するなど，かなり複雑な判定方法が採られている．しかしこのような計算方法を使用しているのは日本だけであって，国際的な比較可能性は欠けている．

この研究ではムラブリ人の体型・肥満度の評価

表 2　ムラブリ人の座高の性差（1歳～25歳）

|  | 男 | 女 | 性差 |
|---|---|---|---|
| 1.5 | 42.2 |  |  |
| 2.0 | 44.5 | 44.9 | −0.4 |
| 2.5 | 46.8 | 47.0 | −0.2 |
| 3.0 | 48.6 | 48.8 | −0.3 |
| 3.5 | 50.1 | 50.2 | −0.1 |
| 4.0 | 51.7 | 51.6 | 0.2 |
| 4.5 | 53.0 | 52.8 | 0.2 |
| 5.0 | 54.2 | 54.0 | 0.1 |
| 5.5 | 55.4 | 55.2 | 0.3 |
| 6.0 | 56.4 | 56.3 | 0.2 |
| 6.5 | 57.4 | 57.4 | 0.0 |
| 7.0 | 58.5 | 58.4 | 0.2 |
| 7.5 | 59.5 | 59.5 | −0.1 |
| 8.0 | 60.4 | 60.7 | −0.3 |
| 8.5 | 61.5 | 61.9 | −0.4 |
| 9.0 | 62.4 | 63.1 | −0.7 |
| 9.5 | 63.5 | 64.3 | −0.8 |
| 10.0 | 64.5 | 65.4 | −0.9 |
| 10.5 | 65.4 | 66.6 | −1.2 |
| 11.0 | 66.5 | 67.8 | −1.3 |
| 11.5 | 67.5 | 69.0 | −1.5 |
| 12.0 | 68.5 | 70.2 | −1.7 |
| 12.5 | 69.6 | 71.3 | −1.7 |
| 13.0 | 70.6 | 72.4 | −1.8 |
| 13.5 | 71.5 | 73.3 | −1.8 |
| 14.0 | 72.6 | 74.3 | −1.6 |
| 14.5 | 73.6 | 75.2 | −1.6 |
| 15.0 | 74.5 | 76.0 | −1.5 |
| 15.5 | 75.6 | 76.8 | −1.2 |
| 16.0 | 76.4 | 77.5 | −1.0 |
| 16.5 | 77.3 | 78.0 | −0.7 |
| 17.0 | 78.3 | 78.5 | −0.3 |
| 17.5 | 79.1 | 79.0 | 0.1 |
| 18.0 | 79.8 | 79.4 | 0.4 |
| 18.5 | 80.7 | 79.8 | 0.9 |
| 19.0 | 81.4 | 80.0 | 1.4 |
| 19.5 | 82.0 | 80.2 | 1.8 |
| 20.0 | 82.7 | 80.3 | 2.4 |
| 20.5 | 83.3 | 80.4 | 2.9 |
| 21.0 | 83.8 | 80.5 | 3.3 |
| 21.5 | 84.4 | 80.5 | 3.9 |
| 22.0 | 84.8 | 80.5 | 4.4 |
| 22.5 | 85.2 | 80.4 | 4.8 |
| 23.0 | 85.6 | 80.3 | 5.3 |
| 23.5 | 85.9 | 80.2 | 5.7 |
| 24.0 | 86.2 | 80.1 | 6.1 |
| 24.5 | 86.5 | 79.9 | 6.5 |
| 25.0 | 86.7 | 79.8 | 6.9 |

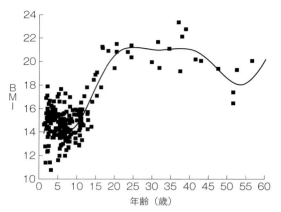

図12　ムラブリ人（男）のBMIの生涯の変化（1歳～60歳）

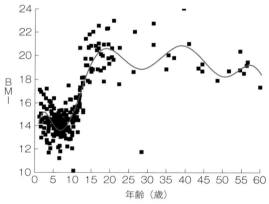

図13　ムラブリ人（女）のBMIの生涯の変化（1歳～60歳）

をするに際してBMIを採用する．図12（男のBMIの変化），図13（女のBMIの変化）によると，身長や体重，座高などと比べてBMIにおいては，年齢や発育に伴う一定の増加や変化を観察するのは難しい．生涯全体のBMI変化をとおして，男では14歳～16歳を，女では12歳～13歳を境にしてその前後で大きく散布の傾向が異なり，2群に分類できるようである．つまり，男では幼児期から16歳までが，女では幼児期から13歳までがいわば「子どもの体格あるいは体型」であり，これに対して男は16歳以降，女は13歳以降がBMIから見た場合の「大人の体格あるいは体型」と言ってよかろう．

このようにムラブリ人では，いわば「子どもの体型」と「大人の体型」という2つの体型が存在

発育発達研究　第 81 号　2018 年 11 月

表 3　Kosulwat 収集データとタイ人の平均値との比較

| | | Kosulwat 収集データ | | | | 年齢に対応するタイ人の平均的体格[※※] | | |
| --- | --- | --- | --- | --- | --- | --- | --- | --- |
| | | 年齢 | 体重（kg） | 身長（cm） | BMI[※] | 身長（cm） | 体重（kg） | タイ人の BMI |
| 男 | a | 5.0 | 15.5 | 97.5 | 16.3 | 112.8 | 17.8 | 14.0 |
| 女 | b | 1.5 | 8.0 | 88.5 | 10.2 | － | － | － |
| 男 | c | 7.0 | 19.5 | 113.2 | 15.2 | 120.0 | 21.9 | 15.2 |
| 男 | d | 12.0 | 32.0 | 135.8 | 17.4 | 145.6 | 36.6 | 17.3 |
| 男 | e | 10.0 | 12.0 | 109.5 | 10.0 | 136.0 | 29.7 | 16.1 |
| 男 | f | 11.0 | 19.0 | 107.8 | 16.3 | 139.5 | 32.7 | 16.8 |
| 男 | g | 9.0 | 15.5 | 103.2 | 14.6 | 130.3 | 26.7 | 15.7 |
| 女 | h | 14.0 | 23.0 | 127.5 | 14.1 | 154.7 | 44.9 | 18.8 |
| 女 | i | 12.0 | 19.0 | 119.0 | 13.4 | 148.8 | 38.6 | 17.4 |

[※]は大澤の推算．[※※]SEAMIC HEALTH STATISTICS 2002（2003）より著者引用．
註）この計測が行われた 1980 年代は，ムラブリ人はまだ森の生活者であった．したがって森を移動する被験者を捜し当てて，測定したものである．

するといえよう．図 12 と図 13 では 1.5 歳から 60 歳までの生涯を通じた BMI の変化を観察するために，多項式による推定から回帰曲線を描いている．この多項式の相関係数は男女ともに r= 0.7 程度であって身長や体重，座高などと比べると推定精度はかなり低く，年齢に沿った規則的な変化はやや乏しい．

全サンプル中で最も BMI が大きい人でも男は 23（32 歳），女は 24（39 歳）であって，日本人基準の肥満に該当する例は存在しない．男女ともに 40 歳を過ぎると殆どは 20 以下になる．20 歳以上の最低値は男 16.5，女 17 であって，肥満よりはむしろ痩せすぎの範囲に入る．

### 4．森を遊動していたころのムラブリ人と現在の体格の比較

ここで示した図 12，図 13 のデータは森の移動をやめて現在定住しているムラブリ人の BMI である．これに対してかつて森を遊動していたころのムラブリ人はどうであったのか．この点については，数例でしかないが貴重なデータ残されているので，ここで引用して比較，考察する．

1984 年，Pookajorn を中心とした Ethnoarchaeology（人類考古学）研究プロジェクトの一員でマヒドン大学の Kosolwat（1992）は表 3 のデータを公表した．

ここでは本研究の結果と比較するために，その

計測資料のうちで身長，体重が計測されている事例より BMI を計算し，さらにタイ政府が公表した当時の計測データと比較してみる．

表 3 の a（5 歳男），c（7 歳男），d（12 歳男）さんの BMI については同時代のタイ人と比べてほぼ同じ水準にいるようである．しかし，いずれも身長が非常に低くそのために BMI はやや高くなっている．a さんの身長はその年齢のタイ人よりも 13.6%，c さんは 5.7%，d さんは 6.7% も小さい．

e さん（10 歳男）はこの中で最も BMI が低く 10 であるが，10 歳のタイ人男の平均的な BMI は 16.1 である．しかも身長はタイ人より 19.5%，体重もタイ人より 59.6% も小さいのでかなり深刻な低栄養状態が推測できる．b さん（1.5 歳女）も BMI は 10.2 と非常に低い．しかし当時のこの年齢のタイ人の BMI は出典「SEAMIC Health Statistics 2002」（Southeast Asian Medical Information Center, 2003）には無い．f さん（11 歳男），g さん（9 歳男）はそれぞれ 16.3 と 14.6 でありいずれも平均的タイ人よりは痩せている．

h さん（14 歳女）の BMI はタイ人の 18.8 に対して 14.1 であり著しく痩せており，身長も 127.5 cm でタイ人よりも 17.6% も低く，体重は 23 kg でタイ人よりも 48.8% も低い．

i さん（12 歳女）の身長は 119 cm，体重は 19 kg しかなくタイ人の身長より 20%，体重も 50.8%

しかない．BMI は 13.4 でタイ人の 17.4 と比べると非常にやせている．

他の被験者も同様であるが女 2 名の体格は非常に劣っている．結論としては全ての被験者の体格は当時の平均的タイ人の相当年齢のものよりはるかに小さい．

これらの被験者において，特に遺伝的な疾患などが無いなら，明らかに発育が遅滞し，栄養も不足していると考えざるを得ない．h さんや i さんはやがて結婚したであろうが，果たして出産まで健康でいられたであろうか．

これらのデータから，かつての森の生活の過酷さが想像される．彼らの生活は毎日が食糧の確保に追われていたのではないかと思われる．

この Kosulwat（1992）の資料と著者らデータを比較する．二つの調査の間隔が約 30 年近くあり，しかもこの間に定住が進んだので，食糧・衛生環境は大きく変化している．そのためか，全体的に栄養状態，発育状態は定住することにより改善していると考えられるが，未だに BMI は図 12，図 13 に見るように発育期にある子どもたちでは 16 以下が大半を占めており，平均値は男は 14〜15 の間にあり，女は 13〜16 の間にある．しかし BMI が 10 という極端な痩せのこどもはいなくなっているようである．

一般に日本人などの BMI は幼児から思春期にかけて大きくその値を変える．しかし，ムラブリ人のデータでは BMI は年齢にかかわらず男では幼児期から 14 歳〜15 歳が一群となっておりこの年齢層のなかでの年齢に沿った変化はほとんど認められない．女でも幼児期から 12〜13 歳までがデータは一群となっており，年齢に沿って大きく変化しない．さらに男女ともに，それ以降の老年期にいたるまでのデータにおいても加齢に伴う変化は見られない．こうして見ると，BMI からみるとムラブリ人では，年齢と BMI の関係は認められず，大きく「子どもの体型」と「大人の体型」という 2 つの体型が存在すると解釈するのが妥当であろう．

したがってムラブリ人の発育期における体型の変化は乏しく，年齢に伴う変化よりは個人差のほうが大きい．

また 2016 年の調査時点では彼らに肥満は全く見られなかったが，今後定住化の影響が徐々に進み，彼らの食生活や生業労働が変化してゆくと，身体の使用が減少してゆき，将来的には体型自体も変化する可能性もある．

## Ⅳ　おわりに

現在まで狩猟採集民についての論文は数多く報告されており，出版された書籍も少なくない．しかし狩猟採集民の身体的な特徴についての数値化された報告は非常に乏しく，また発育についても触れられたことはなかった．

この研究ではムラブリ人という 20 世紀末まで森を遊動しつつ狩猟採集生活を送ってきた人々の体格について，その発育過程をデータに依拠して観察し，考察した．

①体重は幼児期（4 歳から 8 歳まで）は僅かに男のほうが女より大きい．しかし 8 歳から 17 歳までは女の方が大きい．日本人において女が男を上回るのは 10 歳から 12 歳までの 2 年間のみであることに比較して，ムラブリ人は女優位の期間が非常に長く，10 年間にわたって女が男を凌ぐ時期がある．

②青年期以降は体重は男は女よりいずれの年齢でも大きい．

③1.5 歳から 60 歳までの間でもっとも体重が大きいのは 20 歳台であり，これ以降は少しずつ減少している．これが定住化の影響であるのかどうかは今後の追跡調査を待つ．

④体重に関しては非常に緩やかではあるが，思春期のスパートとも思われる時期が存在し，期間は男女ともに 10 年間を越える．

⑤座高については，男女ともに長期にわたる発育期が存在する．

⑥座高に関して思春期スパートは認められない．

⑦座高に関しても，女が男を上回る期間が 10 年も続く．

⑧BMI はムラブリ人では，いわば「子どもの体型」と「大人の体型」という 2 つの体型が存在し，年齢に沿った変化は存在しない．

⑨ムラブリ人には肥満はまったく認められず，むしろ痩せすぎの範囲に入る人々が多い．

## 付　記

　なお，この研究課題は科研費-基盤研究（A）「人が生育する限界的環境に於ける発育発達（生活技術の発達を含む）と成熟の総合的研究（15H01763）研究代表者：大澤清二」「アジア採集狩猟民児童〜大都市児童の発育発達多様性と環境の相互作用，含む標準値作製（23240098）研究代表者：大澤清二」と挑戦的萌芽研究「僧院における統制されたライフスタイルが少年僧の発育発達に及ぼす影響（26560028）研究代表者：大澤清二」，基盤研究（B）「ミャンマー135民族の民族服製作技術の残存調査と技術学習過程の最適化方法論の開発（18H00967）研究代表者：下田敦子」の補助を受けたことを付記する．

## 文　献

Bernazik, H. A.（1958）The Spirit of the Yellow Leaves, Robert Hale Ltd.（大林太良訳（1968）黄色い葉の精霊，東洋文庫，平凡社）

Boeles, J. J.（1963）Second expedition to the Mrabri（Khon Pa）of North Thailand, Journal of Siam Society, 51, 133-160

Kosulwat S（1992）The anthropometric assessment of the nutritional status of Phi Tong Luang, In：Pookajorn, S., ed., The Phi Tong Luang（Mlabri）, Hunter-Gatherer Group in Thailand, Odeon Store, 165-174

大澤清二（2016）人類発達史からみた身体発達研究の課題，子どもと発育発達，14，42-49

大澤清二，下田敦子，シスコンタミット S，プラディット N（2018）思春期の身長発育スパートが見られないムラブリ人について，発育発達研究，80，30-38

Pookajorn, S.（1992）The Phi Tong Luang（Mlabri）, Hunter-Gatherer Group in Thailand, Odeon Store, 1-28, 175-204

Southeast Asian Medical Information Center（2003）SEAMIC Health Statistics 2002, 117-125

（受付：2018年6月1日，受理：2018年8月3日）

大澤　清二（おおさわ　せいじ）
現職：大妻女子大学副学長，理事，人間生活文化研究所長，博物館長，総合情報センター所長，日本発育発達学会会長，International Journal of Human Culture Studies 編集長

1946年生まれ．東京大学大学院修了（教育学博士）．筑波大学専任講師，東南アジア医療情報センター専門員を経て，1988年より大妻女子大学に奉職．
現在は狩猟採集民モーケンやムラブリをはじめとして東南アジア諸民族の発達調査を行っている．